U0297317

常见病
中医调治问答丛书

慢性胃炎

中医调治问答

总主编 尹国有 主编 李合国 徐 颖

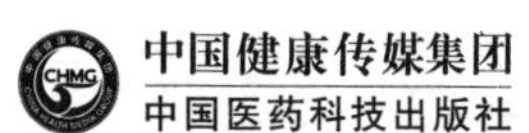
中国健康传媒集团
中国医药科技出版社

内 容 提 要

本书是一本中医调治慢性胃炎的科普书，以作者诊治慢性胃炎经验及患者咨询问题为基础，以慢性胃炎的中医治疗调养知识为重点，采用患者针对自己的病情提问题，医生予以解答的形式，系统地介绍了慢性胃炎的防治知识，认真细致地解答了广大慢性胃炎患者可能遇到的各种问题。本书文字通俗易懂，内容科学实用，可作为慢性胃炎患者家庭治疗和自我调养康复的常备用书，也可供临床医务人员和广大群众阅读参考。

图书在版编目（CIP）数据

慢性胃炎中医调治问答 / 李合国，徐颖主编．— 北京：中国医药科技出版社，2022.1

（常见病中医调治问答丛书）

ISBN 978-7-5214-1960-3

Ⅰ．①慢…　Ⅱ．①李…　②徐…　Ⅲ．①慢性病—胃炎—中医治疗法—问题解答　Ⅳ．① R259.733-44

中国版本图书馆 CIP 数据核字（2020）第 151213 号

美术编辑　陈君杞

版式设计　也　在

出版　**中国健康传媒集团** | 中国医药科技出版社

地址　北京市海淀区文慧园北路甲 22 号

邮编　100082

电话　发行：010-62227427　邮购：010-62236938

网址　www.cmstp.com

规格　880 × 1230 mm 1/32

印张　8 1/2

字数　206 千字

版次　2022 年 1 月第 1 版

印次　2022 年 1 月第 1 次印刷

印刷　三河市万龙印装有限公司

经销　全国各地新华书店

书号　ISBN 978-7-5214-1960-3

定价　35.00 元

版权所有　盗版必究

举报电话：010-62228771

本社图书如存在印装质量问题请与本社联系调换

获取新书信息、投稿、为图书纠错，请扫码联系我们。

丛书编委会

总主编 尹国有

编　委（按姓氏笔画排序）

王治英　王振宇　朱　磊　李　广

李合国　李洪斌　张占生　张芳芳

陈丽霞　陈玲曾　孟　毅　饶　洪

徐　颖　蒋时红　蔡小平　魏景梅

本书编委会

主　编　李合国　徐　颖

编　委　李亚丽　李贺文　陈玲曾
袁遵宇

前　言

人最宝贵的是生命和健康，健康与疾病是全社会都非常关注的问题，健康是人们永恒的追求。返璞归真、回归自然已成为当今的时尚。中医注重疾病的整体调治、非药物治疗和日常保健，有丰富多彩的治疗调养手段，采用中医方法治疗调养疾病，以其独特的方式、显著的疗效和较少的不良反应，深受广大患者的青睐。为了普及医学知识，增强人们的自我保健意识，满足广大读者运用中医方法治疗调养常见病的需求，指导人们建立健康、文明、科学的生活方式，我们组织有关专家、教授，编写了《常见病中医调治问答丛书》。《慢性胃炎中医调治问答》是丛书分册之一。

提起慢性胃炎，大家都不会陌生，因为在我们身边，慢性胃炎患者实在太多了。慢性胃炎是由各种病因引起的胃黏膜慢性炎症，乃临床最常见的消化系统疾病。大量文献资料表明，慢性胃炎患者占接受胃镜检查患者的绝大多数。慢性胃炎以饱胀、嗳气、反酸、上腹部疼痛不适等为主要症状，具有病程较长、缠绵难愈、反复发作的特点，尤其是慢性萎缩性胃炎伴肠上皮化生、不典型增生或异型增生被认为是癌前病变，与胃癌有一定的关系。在我国，胃癌是常见的肿瘤之一，严重威胁着人们的健康。什么是慢性胃炎？慢性胃炎的发病原因有哪些？慢性胃炎有怎样的临床表现？中医是怎样认识慢性胃炎的？怎样预防和治疗慢性胃炎？……人们对慢性胃炎的疑问实在太多了。

本书以作者诊治慢性胃炎经验及患者咨询问题为基础，以慢性胃炎的中医治疗调养知识为重点，采用患者针对自己的病情提问题，医生予以解答的形式，系统地介绍了慢性胃炎的防治知识，认真细致地解答了广大慢性胃炎患者可能遇到的各种问题。书中从正确认识慢性胃炎开始，首先简要介绍了胃的形态结构、生理功能，慢性胃炎的分类、发病原因、临床表现、常用的辅助检查，以及慢性胃炎的诊断与预防等有关慢性胃炎的基础知识，之后详细阐述了中医辨证治疗、单方验方治疗、中成药治疗，以及针灸、按摩、敷贴、热熨、饮食调养、运动锻炼、起居调摄等中医治疗调养慢性胃炎的各种方法。

书中文字通俗易懂，内容科学实用，所选用的治疗和调养方法叙述详尽，可作为慢性胃炎患者家庭治疗和自我调养康复的常备用书，也可供临床医务人员和广大群众阅读参考。需要说明的是，慢性胃炎是一种难以根除的慢性病，常反复发作，医生与患者共同参与、互相配合，药物治疗与饮食调养、运动锻炼、起居调摄等多管齐下，采取综合性的治疗调养措施，是提高慢性胃炎治疗效果的重要途径。由于疾病是复杂多样、千变万化的，在应用本书介绍的治疗和调养方法治疗调养慢性胃炎时，一定要先咨询医生，切不可自作主张、生搬硬套地“对号入座”，以免引发不良事件。

在本书的编写过程中，参考了许多公开发表的著作，在此一并向有关作者表示衷心感谢。由于水平所限，书中不当之处在所难免，欢迎广大读者批评指正。

编　者

2021 年 9 月

目　录

第一章
正确认识慢性胃炎

第二章 中医治疗慢性胃炎

第三章 自我调养慢性胃炎

第一章
正确认识慢性胃炎

什么是慢性胃炎？怎样预防慢性胃炎？由于缺少医学知识，人们对慢性胃炎的疑问实在太多了，然而在看病时，由于时间所限，医生与患者的沟通往往并不充分，患者常常是该说的话没有说，该问的问题没有问，医生也有很多来不及解释的问题。本章讲解了什么是慢性胃炎、怎样预防慢性胃炎等基础知识，相信对正确认识慢性胃炎有所帮助。

01 胃在人体什么部位？有怎样的形态结构？

咨询： 我今年37岁，近段时间总感觉上腹部胀满、隐痛，昨天到医院就诊，医生说是胃出了问题，怀疑是慢性胃炎，建议检查胃镜。我将信将疑，想先了解一下胃的位置以及胃的形态结构，请问：胃在人体什么部位？有怎样的形态结构？

解答： 这里首先告诉您，医生说的没错，您近段时间总感觉上腹部胀满、隐痛，首先应该考虑是胃出了问题，检查胃镜是必要的。

常言道，民以食为天，人体生长发育和维持正常的功能活动所需要的营养物质，主要经胃消化，由此可见，胃是人体的重要器官。胃之所以具有容纳和消化食物的作用，是与其特殊的形态结构密不可分的。那么胃在人体什么部位？其形态如何呢？

胃界于食管末端与十二指肠之间，是消化管最宽的部分，它是一个囊状器官，与食管相连的近端较膨大，而向十二指肠移行的远端则逐渐缩窄。胃位于上腹部，其长轴呈斜位，自左后上方斜向右前下方。它有出、入两个口，前、后两个壁及凹、凸两个缘。其与腹段食管相连处称为贲门，与近段十二指肠相连处为幽门。贲门处在形态上未形成明显的括约肌结构，但该处压力较胃内及食管内明显增高，在功能上起着括约肌的作用，所以称之为食管下端括约肌，可防止胃内容物反流入食管，如该处压力下降，可引起胃食管反流性疾病；幽门是胃的出口，胃在幽门处的中层环形肌特别厚，形成幽门括约肌，有延缓胃内容物排出的作用。胃的前壁朝向前上方，后壁朝向后下方。前后壁向上互相移行一条较短的凹缘，称为胃小弯，在小弯近幽门侧出现一个角状弯曲，称角切迹。前、后壁向下互相移行成较长的凸缘，称为胃大弯。胃大弯是腹段食管左缘的直接延续，自贲门开始就突然以锐角向左后上方作弓状弯曲，随后自左向右逐渐续于幽门下缘。食管与胃大弯之间所夹的锐角称贲门切迹。胃大弯与大网膜相连，因而活动范围较大。

正常人胃的形状、大小和位置因人的体型、体位、胃的充盈程度和胃的张力而异，也可因年龄、性别而不同。充盈时大部分位于左季肋部，小部分位于上腹部。如在站立位时用造影剂硫酸钡充填做 X 线观察，胃可分为角型胃、钩型胃、瀑布型胃、长型胃 4 种类型。角型胃：胃的位置较高，胃底和胃体几乎成横位，整个胃上宽下窄，胃角钝，呈牛角型，此型多见于矮胖者；钩型胃：胃底或胃体斜向右下或垂直，幽门部转向右上方，形似钩，角切迹明显，胃下极达髂嵴水平，此型见于一般体型者；瀑布型胃：胃底呈囊袋状，向后倾倒，胃泡大，此型多见于正常人；长型胃：胃呈垂直位，全胃几乎位于腹腔左侧，只有幽门位于右侧，胃下缘可在髂嵴连线水平以下，甚至进入盆腔，胃上窄下宽，此型多见于瘦长体型及体质虚弱者。

胃靠 6 条韧带与其他周围组织相连接，胃小弯侧有肝胃韧带及肝十二指肠韧带，大弯侧有胃结肠韧带、胃脾韧带及胃膈韧带，后壁有胃胰韧带，这些韧带对胃起着相对固定的作用。

胃前壁的中间部分无脏器覆盖，直接与腹部壁相贴，距体表最近，是胃的触诊部位。部分前壁和右侧壁与肝左叶、右叶相邻；左侧在左肋弓掩盖下与膈肌相邻。胃后壁与左肾、左肾上腺、胰腺和脾门血管相邻。胃大弯的后下方与横结肠毗邻，胃底部邻接膈与脾。

02 胃液中含有哪些成分？其作用是什么？

咨询：我半个月前因上腹部疼痛、反酸到医院就诊，经彩超、胃镜等检查，确诊为慢性浅表性胃炎，正在服药治疗。自从患病后我特别关注胃病方面的知识，从报纸上看到胃中的胃液有很多作用，想进一步了解一下，我要问的是：**胃液中含有哪些成分？其作用是什么？**

解答：胃液是胃壁各种腺体细胞分泌的具有帮助消化和保护胃黏膜作用的混合性液体。正常胃液酸性很高，pH 值为 0.9~1.5，成人每天可分泌 1.5~2.5 升胃液，其中除水分外，主要为游离酸、结合酸、胃蛋白酶、少量黏液和钾、钠、氯等离子，此外还有抗恶性贫血的内因子。

（1）盐酸：由胃分泌的盐酸称为胃酸。胃壁从内向外分四层，即黏膜层、黏膜下层、肌层、浆膜层，在黏膜层内有丰富的腺体，腺体含有主细胞、黏液细胞和壁细胞三种腺细胞。其中壁细胞合成分泌盐酸，故壁细胞又称盐酸细胞。胃液中的盐酸有两种形式，一种是解离状态的游离酸；另一种是与蛋白质结合的结合酸。其主要作用为：①激活胃蛋白酶原，使之转化为胃蛋白酶，对蛋白质起消化作用。②直接杀灭细菌，抑制胃内容物发酵，防止细菌进入肠道，还能阻止细菌合成亚硝胺等化学致癌剂。③分解食物中的蔗糖和麦芽糖。④进入小肠后促进胰液、肠液分泌。⑤有助于小肠对铁的吸收。

（2）胃蛋白酶：胃蛋白酶是一种蛋白质消化酶，由胃腺的主细胞合成分泌，在胃内对蛋白质有分解消化作用。胃蛋白酶是在胃酸的作用下由胃蛋白酶原转化而来的，胃蛋白酶原则由胃黏膜层胃底腺的主细胞所分泌。胃蛋白酶原本身并无活性，只有在酸性较强的环境下才被激活成为活性胃蛋白酶，而且这种活性与胃酸的强弱也有直接关系。

（3）黏液：黏液由胃黏膜上皮细胞、贲门腺、幽门腺和胃底腺的黏液细胞所分泌。黏液覆盖在胃黏膜上皮表面形成膜，具有润滑作用，使食物易于通过；还能保护胃黏膜，不受食物中坚硬物质的机械损伤；并有防止氢离子对黏膜的侵蚀作用。

（4）内因子：内因子也是由胃腺的壁细胞所分泌，它是一种糖蛋白，在胃内能和摄入的维生素 B_{12} 结合在一起移行至回肠，促进肠上皮吸收维生素 B_{12}。当内因子缺乏时，可引起维生素 B_{12} 吸收障碍，从而发生恶性贫血。

03 什么是胃肠激素？胃肠激素有哪些功能？

咨询：我近段时间总感觉上腹部胀满不舒服，前天到医院就诊，医生说是胃的功能出了问题。听说影响胃功能的因素有很多，不仅与饮食、情绪有关，还有胃肠激素的作用等因素，我想知道的是：什么是胃肠激素？胃肠激素有哪些功能？

解答：影响胃功能的因素有很多，不仅与饮食、情绪有关，还有胃肠激素的作用等。

由胃肠道黏膜内分泌细胞分泌的激素统称为胃肠激素。近年来，胃肠激素的研究进展较快，已经成为一种涉及神经、生理、生化、药理、临床的重要边缘课题。从激素的分泌形式上看，已知的有内分泌、旁分泌、神经分泌、神经内分泌、外分泌、自分泌等方式，从认识上突破了传统内分泌学的范畴和概念。胃内激素的释放主要由胃腔内特定理化条件的改变引起，当这些“改变”被逐渐平息而重趋稳定时，释放便停止。胃内激素的调节与神经系统联系极为密切，尤其自主神经系统对其释放具有重要作用。胃肠激素与神经系统共同调节消化器官的运动、分泌、消化、吸收等活动。常见的胃内分泌细胞分泌的胃肠激素有胃泌素、促肾上腺皮质激素样物、生长抑素、胃动素、5-羟色胺、脑啡肽、胃泌素释放肽等。胃肠激素的生理功能极为广泛，但主要可概括为以下 3 个方面。

（1）调节消化腺的分泌和胃肠道的运动：例如胃泌素可促进胃液、胰液、胆汁、肠液的分泌，刺激胃窦的收缩，促进胃、小肠和胆囊收缩。而生长抑素可抑制胃酸、胃蛋白酶、胰液、碳酸氢盐、胰酶以及唾液淀粉酶的分泌，抑制暂时性刺激所引起的肌神经丛对乙酰胆碱的释放，抑制胃肠运动及胆囊收缩。

（2）调节其他激素的分泌：胃泌素释放肽可促进胃泌素、胰岛素、P 物质等释放；生长抑素则可抑制绝大多数胃肠激素的分泌，如胃泌素、胰酶、胆囊收缩素、抑胃肽、血管活性肽、胃动素和胰高血糖素样免疫反应物等。

（3）营养作用：一些胃肠道激素具有促进消化道组织代谢和生长的作用，称为营养作用。如胃泌素能刺激胃泌酸部位的黏膜和十二指肠黏膜的蛋白质、核糖核酸和脱氧核糖核酸合成，增加胃黏膜血流量，从而促进其生长。临床上胃窦切除患者，血清胃泌素水平下降，可以发生胃黏膜萎缩。相反，患胃泌素瘤的患者，血清胃泌素水平很高，多有胃黏膜的增生和肥厚。生长抑素可减少内脏血流量，抑制葡萄糖、木糖、氨基酸、三酰甘油和钙等离子的吸收。

04 什么是胃黏膜屏障？构成胃黏膜屏障的因素有哪些？

咨询： 我近段时间总感觉上腹部胀满不舒服，昨天到医院就诊，经检查诊断为慢性胃炎，医生说慢性胃炎、胃溃疡等胃病的发生与胃黏膜屏障出现问题有关。请您告诉我：什么是胃黏膜屏障？构成胃黏膜屏障的因素有哪些？

解答： 您想了解一下胃黏膜屏障方面的知识，下面给您简要介绍一下，希望对您有所帮助。

在生理情况下，胃壁黏膜细胞不会被自身强烈的盐酸和活性胃蛋白酶所消化，主要是因为胃黏膜屏障的存在。胃黏膜具有能防止胃液自身消化和食物或药物等物理或化学刺激的损伤，保持胃黏膜细胞完整性的防御机构，即胃黏膜能阻止 H^+ 从胃腔向黏膜内扩散，同时阻止 Na^+ 从黏膜细胞间隙扩散到胃腔的生理特性，此即胃黏膜屏障。

胃黏膜屏障的物质基础较为复杂，除形态结构外，目前还认为有生理、化学基础。构成胃黏膜屏障作用的因素是多方面的，现简要概括如下。

（1）胃黏膜屏障与构成胃黏膜屏障的其他因素：黏液由胃黏膜上皮细胞和胃小凹的黏液细胞分泌，分泌量以胃窦腺最多。黏液层的厚度为 1~1.5 毫米，在胃黏膜受到刺激时，黏液层厚度可增加数倍。黏液的化学成分包括黏蛋白、蛋白质及一些小分子肽、中性氯化物以及重碳酸盐和磷酸盐缓冲系统。黏蛋白由黏蛋白分子聚合物组成，可使黏液具有高度黏着性。黏蛋白只能被胃蛋白酶或腺蛋白酶缓慢降解，因此胃黏膜屏障被破坏的速率减慢，但它本身不是防止 H^+ 和 Cl^- 扩散的屏障。胃黏膜屏障有两方面功能，一是物理性保护作用，黏液可紧贴于胃壁上，把胃壁和消化液分开，使表面保持碱性分泌，润滑胃壁，免受食物或胃运动的机械性摩擦；二是化学性保持作用，由于黏液中含碳酸盐和磷酸盐等缓冲系统，能中和胃酸，故黏液也参与胃液的酸度调节，对胃黏膜起到一定的保护作用。

（2）胃黏膜屏障功能紊乱：胃黏膜屏障是保护胃功能极为重要的防御机制。导致胃黏膜屏障功能紊乱的原因可分为内因和外因：内因是由于胃黏膜组织缺氧，细胞无氧代谢增加，酸性代谢产物堆积，导致细胞膜通透性增加和 H^+ 反扩散亢进，黏膜供血不足，特别是泌酸黏膜缺血和缺氧又使细胞缓冲能力减弱，移去 H^+ 的能力减低，大量 H^+ 进入黏膜得不到充分中和，而造成胃黏膜屏障功能紊乱；外因是指损伤胃黏膜屏障的某些物质，这些物质称为黏膜屏障破坏因子，如肾上腺皮质激素、水杨酸类制剂、解热抗炎药物、萝芙木制剂、胆汁酸盐等。

近年来，幽门螺杆菌感染与胃黏膜疾病的关系越来越引起重视。大量研究证实，幽门螺杆菌感染与胃炎有确切的关系。根据幽门螺杆菌的生物学特性，可以认为它参与了破坏胃黏膜屏障功能的过程。①细胞毒素学说：幽门螺杆菌的脂多糖中含有脂质 A，该物质与革兰阴性菌内毒素活性相似，此毒性可使细胞空泡样变性、炎症浸润。②蛋白酶作用：幽门螺杆菌可合成一种蛋白酶，此酶使胃蛋白酶丧失其胶体性状，胃黏膜屏障受损，导致 H^+ 回渗，胃黏膜上皮细胞受损，形成糜烂和溃疡。③免疫损伤：有人发现胃炎患者的胃黏膜中有抗体包裹的幽门螺杆菌，幽门螺杆菌感染与慢性胃炎中多形核白细胞浸润密切相关。因此，慢性胃炎组织病理学改变部分与机体对幽门螺杆菌的免疫反应导致对胃黏膜上皮细胞的免疫性损害有关。此外，能导致胃黏膜屏障功能紊乱的因素还有器官移植、肝功能衰竭、颅内损伤和休克等。

胃黏膜屏障在内、外因子作用下，可发生形态学改变和功能紊乱，最终导致胃黏膜损伤，引起糜烂、出血或溃疡。内、外因子的作用可引起过量的胃黏膜 H^+ 反扩散，导致胃黏膜组织产生以下生理病理变化：H^+ 反扩散入胃黏膜，①可刺激肥大细胞及嗜酸细胞释放血管活性物质组胺、5-羟色胺，前者促进胃黏膜毛细血管扩张及通透性亢进，引起胃黏膜水肿、屏障功能失调、血浆蛋白及葡萄糖向胃腔内漏出。②还可刺激胃黏膜的壁细胞增加胃酸分泌，H^+ 反扩散加剧，形成“恶性循环”。胃黏膜充血加重时可出现黏膜点、灶状出血或局限性出血性血管梗死区，使组织坏死、脱落，形成浅表溃疡，甚至呈弥漫性糜烂、出血。

（3）胃黏膜屏障功能的保护：胃黏膜屏障损害的生理病理基础是 H^+ 的反扩散增加，因此，采取积极的措施以防止、对抗 H^+ 反扩散，增强胃黏膜功能，是保护胃黏膜的唯一有效途径。

从对胃黏膜屏障的新认识来看，胃黏膜屏障和慢性胃炎、肠上皮化生及胃癌等胃黏膜慢性进行性病变的病因和发病机制存在密切的关系。就目前研究来看，作用于胃黏膜屏障的因子可分为攻击因子和防御因子；从保护胃黏膜屏障结构完整性上看，分为局部因子和全身因子。对胃黏膜屏障有攻击作用的诸多因子中，高酸是最重要的。

增强防御因子是对抑制攻击因子的补充和完善，投予防御因子增强剂的途径有增加黏膜血流、促进黏液分泌、增强黏膜屏障等。抑制攻击因子和增强防御因子，二者相辅相成，相互补充，应该说两种药物（两个方面）同时作用更合理。

05 胃有哪些生理功能?

咨询：我今年43岁，近段时间总感觉上腹部不舒服，吃饭也减少了，今天咨询了医生，说是胃出现了问题，消化不良。我知道胃与消化相关，但是了解不多，请您给我讲一讲：胃有哪些生理功能?

解答：胃为一个近似袋状的器官，是消化道中最大的部分。胃的生理功能复杂多样，但概括起来不外分泌、运动以及吸收诸方面。食物进入胃中，通过上述功能进行储存、消化和吸收，以提供给机体维持正常的功能活动所需要的营养物质。上述任何环节的功能出现异常，都会影响机体的正常功能活动，此乃病态。将胃的生理功能归纳起来，主要有以下5个方面。

（1）储存功能：当进食时，胃底和胃体部的肌肉产生反射性的舒张，而幽门部关闭，使食物停留在胃内进行消化。

（2）消化吸收：食物进入胃约5分钟，胃即开始蠕动，并可持续1小时左右，加之胃酸、胃蛋白酶的分泌，使食物和胃液充分混合，食物化学分解。同时蠕动可搅拌和磨碎食物，并推动胃内容物通过幽门向十二指肠移动。胃壁可吸收酒精和少量水分，但对食物中的营养成分则吸收较少，绝大部分是在小肠吸收。因此，大量饮酒不仅伤胃，还会因其迅速吸收易致酒精中毒。

（3）分泌功能：胃具有外分泌和内分泌功能。胃液是胃黏膜各种外分泌细胞分泌的，其主要为盐酸、胃蛋白酶和黏液等组成的混合物。凭借这些物质的作用，实现初步消化食物、参与造血和自身保护的功能。除此之外，胃还有内分泌功能，分泌胃泌素、胃动素、生长抑素等激素。

（4）防御功能：胃有黏膜屏障、胃酸分泌型免疫球蛋白以及淋巴组织等，可防止致病微生物及异物的侵入。

（5）运动功能：食物进入胃后，一层层铺在胃中，先进入的在周围，后进入的在中间，随后胃的运动即加强，通过胃的紧张性收缩、容受性舒张和蠕动 3 种主要运动形式，完成食物和胃液的混合、搅拌、粉碎，并推送胃内容物通过幽门向十二指肠移行。

06 胃是如何消化食物的？

咨询：我近段时间总感觉上腹部胀满、隐痛，还时常反酸，昨天到医院就诊，经彩超、胃镜等检查，确诊为慢性胃炎。医生说绝大多数慢性胃炎是饮食不当造成的，要我管着嘴。我知道胃的主要功能是储存和消化食物，但是了解不多，麻烦您给我介绍一下：胃是如何消化食物的？

解答：胃的主要功能是储存和消化食物。尽管胃对食物中的营养成分吸收较少，但食物的消化还是主要依靠胃来完成的。人们吃的米、面、肉等均是大分子物质组成的团块，必须在胃肠道内分解成小分子物质才能被人体利用。因此，消化就是指食物在胃肠道内被消化为小分子的过程。

消化的方式有两种，一种是消化道肌肉的收缩活动，将食物磨碎与消化液充分混合，并将食物不断地向胃肠道远端输送，这种方式叫机械性消化；另一种消化方式是通过消化腺分泌的消化液来完成的，消化液中含有各种消化酶，如胃蛋白酶、淀粉酶、脂肪酶等，能分别分解蛋白质、糖类和脂肪等，使之成为小分子物质，这种消化方式叫化学性消化。通常这两种方式的消化作用是同时进行、互相配合的。正常情况下，人见到食物及嗅到食物的气味时，迷走神经中枢就发出冲动，促进胃酸的分泌和胃蠕动。食物进入胃囊后，其机械性和化学性刺激，均能使胃壁迷走神经末梢释放出乙酰胆碱，刺激壁细胞受体使胃酸分泌。食糜扩张胃窦，其所含蛋白质消化产物以及迷走神经的刺激，均能使胃窦的胃泌素细胞释放胃泌素，通过血液循环刺激壁细胞的相应受体而分泌胃酸。此外，胃黏膜内肥大细胞受刺激后释放组胺，也与壁细胞表面的 H_2 受体结合引起胃酸的分泌。所以胃具有分泌胃液、储存食物及胃运动使食糜进入小肠等功能。

其实，整个消化道都有进行消化的功能。食物在口腔内刺激唾液分泌，咀嚼后的食物与唾液搅和，借唾液的润滑作用通过食管，唾液中的淀粉酶能部分地水解糖类；食物通过食管刺激其运动，提高食管腔压力使之超过食管括约肌张力，导致食物顺利通过，进入胃囊；经胃的消化作用后，胃运动使食糜进入小肠继续其消化吸收。所以，胃的消化功能是其中一个重要组成部分。消化不良的原因可能是胃及小肠的运动障碍，也可能是胃液、肠液、胰液及胆汁中的消化酶缺乏所致。

07 胃的排空受哪些因素影响？

咨询： 我平时能吃能睡，精力充沛，自认为身体很好，近段时间不知为什么，不仅总感觉上腹部饱胀，还总打嗝，吃饭也减少了，今天咨询医生，说是胃的排空出了问题，请问：胃的排空受哪些因素影响？

解答： 上腹部饱胀，还总是打嗝，一般是消化不良的表现，是因为胃的蠕动功能减弱，消化功能减退，胃的排空受到影响的缘故。

食物由胃排入十二指肠的过程称为胃的排空。一般在食物进入胃后5分钟就开始有部分排入十二指肠。不同食物的排空速度是不同的，这和食物的物理性状和化学组成都有关系。一般来说，稀的流体食物比稠的或固体食物排空快；切碎的、颗粒小的食物比大块的食物排空快；等渗溶液比非等渗溶液快。在三种主要食物中，糖类的排空时间较蛋白质为短，脂肪的排空最慢。对于混合物，由胃完全排空通常需要4~6小时。消化时食物在胃中引起的胃运动是产生胃内压的根源，也是促进胃排空的原动力。实验证明，胃排空的速度和胃内容物的体积是呈直线关系的。胃内容物的体积可能是扩张胃的一种机械刺激，它通过壁内神经反射或迷走神经反射，引起胃运动的加强。由胃窦释放的胃泌素，能刺激胃窦平滑肌使其收缩强度、频率和速度都增加。

进入十二指肠的胃内容物对胃运动的抑制作用是实现胃排空调节的另一个重要因素。已经证明，在十二指肠存在 3 种感受器，酸、脂肪或渗透压过高、过低都可刺激这些感受器，反射性地引起胃排空减慢。这个反射被称为肠胃反射，其传出冲动可通过迷走神经、壁内神经，甚至可能还有交感神经等几条途径传到胃，反馈地限制胃的运动。十二指肠内容物对胃排空的抑制还可通过激素的机制来实现，在食糜刺激下小肠黏膜释放的促胰液素和抑胃肽等，都有抑制胃运动从而延缓胃排空的作用。

上述在十二指肠内能抑制胃运动的各种因素，并不是经常存在的。随着盐酸在肠内被中和，食物消化产物被吸收，它们对胃的抑制影响便渐渐消失，而胃运动便又逐渐增强起来，因而又推送另一部分食糜进入十二指肠，如此重复，直至食物被完全消化和吸收为止。关于胃和十二指肠连接处在胃排空中的作用，长期以来存在不同看法，尚未证明在胃和十二指肠间存在有真正的括约肌，用外科手术的方法切除该部位，对胃排空影响不大。但是，如果真有幽门括约肌存在的话，它对于限制每次胃蠕动排出的食物量，并对防止十二指肠内容物逆流入胃，是可以起一定作用的。

08 什么是胃炎？引起胃炎的原因有哪些？

咨询： 我前天饮酒后出现胃部隐痛、反酸，服用奥美拉唑、多潘立酮，症状不见缓解，咨询医生说是饮酒引起的胃炎。我知道胃炎这种病，但了解得不多，请您给我讲一讲：什么是胃炎？引起胃炎的原因有哪些？

解答： 这里首先告诉您，饮酒确实容易引起胃炎。胃炎是指由各种原因所引起的急性或慢性胃黏膜的炎症改变。根据发病机制和临床表现的不同，可将胃炎分为急性和慢性两大类。

急性胃炎系由不同病因引起的胃黏膜急性炎症，凡致病因子经口进入胃内引起的急性胃炎称为外因性急性胃炎；凡有害因子通过血循环到达胃黏膜而引起的急性胃炎称为内因性急性胃炎。急性胃炎大多起病急骤，临床症状明显，易引起患者注意。患者常有上腹痛、嗳气、恶心、呕吐和食欲不振等。慢性胃炎是指胃黏膜的慢性炎症。最常见的慢性胃炎为慢性浅表性胃炎和慢性萎缩性胃炎，而且慢性浅表性胃炎和慢性萎缩性胃炎可同时存在。

引起急性胃炎的原因是多种多样的，可由病原微生物及其毒素引起，如沙门菌属、嗜盐菌感染等；也可由物理性因素引起，如进食过快或食入过烫、过冷的食物等；还可由化学性因素引起，如误食强酸、强碱、高浓度的水杨酸盐、氯化铵及大量饮酒等。以上各种因素均可引起急性胃炎。

引发慢性胃炎的原因也是复杂多样的，可由急性胃炎未得到及时有效的治疗，经久不愈、反复发作而来；也可由胃黏膜受到辣椒、烈性酒、水杨酸类药物的长期慢性刺激引起；或者由于人体缺少正常营养物质，如蛋白质、B 族维生素等，使胃黏膜变性；还有胃本身的功能异常，如心力衰竭或门静脉高压引起胃淤血，以致胃壁组织缺氧、营养发生障碍，胃酸分泌减少，细菌易在胃内繁殖等。

09 什么是慢性胃炎？慢性胃炎主要分为哪几种？

咨询：我近 1 周来总感觉上腹部疼痛不适、反酸，今天到医院就诊，经彩超、胃镜等检查，诊断为慢性胃炎，正在服用奥美拉唑治疗。我周围很多人患有慢性胃炎，我想问的是：什么是慢性胃炎？慢性胃炎主要分为哪几种？

解答：您说的没错，很多人患有慢性胃炎，慢性胃炎还分为两种。慢性胃炎是指不同病因引起的胃黏膜的慢性炎症或萎缩性病变，其实质是胃黏膜上皮遭受反复损害后，由于黏膜特异的再生能力，以致黏膜发生改建，且最终导致不可逆的胃固有腺体的萎缩，甚至消失。慢性胃炎十分常见，占接受胃镜检查患者的绝大多数，男性多于女性。

慢性胃炎的分类方法很多，我国现今采纳了国际上新悉尼系统的分类方法，根据病理组织学改变和病变在胃的分布部位，结合可能病因，将慢性胃炎分为浅表性（又称非萎缩性）、萎缩性和特殊类型三大类。其中慢性浅表性胃炎和慢性萎缩性胃炎占慢性胃炎的绝大多数，特殊类型的慢性胃炎种类很多，由不同病因所致，但临床上较少见。所以通常我们所说的慢性胃炎，主要是指慢性浅表性胃炎和慢性萎缩性胃炎。

慢性浅表性胃炎是指不伴有胃黏膜萎缩性改变、胃黏膜层可见以淋巴细胞和浆细胞为主的慢性炎症细胞浸润的慢性胃炎。幽门螺杆菌感染是这类慢性胃炎的主要原因。慢性萎缩性胃炎是指胃黏膜已发生了萎缩性改变的慢性胃炎，常伴有肠上皮化生。

慢性胃炎随年龄增长发病率逐渐增高。慢性胃炎常缺乏特异性症状，症状的轻重和胃黏膜病变程度并非一致。大多数慢性胃炎患者常无症状，或仅有程度不同的消化不良症状。胃镜检查不但可直视下查看胃部的结构和病变，还可送入活检钳、细胞刷以及取胃黏膜做病理检查。胃镜检查的广泛开展，为慢性胃炎的诊断和鉴别诊断提供了可靠的依据。

10 什么是慢性浅表性胃炎？

咨询：我是公交车司机，平时吃饭不太有规律，近1个月来总感觉上腹部疼痛不舒服，时不时还反酸、烧心，昨天到医院就诊，经检查确诊为慢性浅表性胃炎。以前我只听说过慢性胃炎，请您告诉我：什么是慢性浅表性胃炎？

解答：慢性胃炎有慢性浅表性胃炎和慢性萎缩性胃炎之分，慢性浅表性胃炎是指不伴有胃黏膜萎缩性改变，胃黏膜层可见以淋巴细胞和浆细胞为主的慢性炎症细胞浸润的慢性胃炎。慢性浅表性胃炎是慢性胃炎中最多见的一种类型，占慢性胃炎的一半以上，男性多于女性。

慢性浅表性胃炎主要是以胃小凹之间固有膜内有炎性细胞浸润为特征。炎症细胞主要是指淋巴细胞、浆细胞及少量嗜酸细胞。炎症局限于胃黏膜腺窝层，没有或很少累及腺体，在腺窝层内有较多白细胞游走、管型、充血、出血、糜烂、囊性变等。根据慢性浅表性胃炎的病变程度不同，又可将慢性浅表性胃炎分为三级。轻度：炎细胞浸润较轻，范围限于黏膜浅表的1/3，其他病变也不甚明显；中度：病变程度介于轻重两者之间，炎细胞浸润及黏膜浅表层的 1/3~2/3；重度：炎细胞浸润较重，范围达黏膜的 2/3 以上，甚至达全层，上皮细胞变性明显，且有坏死及胃小弯扩张、变长、变深或伴有肠腺化生。

大多数慢性浅表性胃炎患者无明显的自觉症状，部分患者常有上腹部胀闷、嗳气、反酸、食欲减退，或无规律上腹隐痛，食后加重等诸多表现。慢性浅表性胃炎的致病因素至今尚未完全明了，通常认为与吸烟，饮酒，药物、食物的刺激，胆汁及十二指肠液反流，幽门螺杆菌感染，长期处于精神紧张、焦虑或抑郁状态，以及细菌、病毒及毒素感染等诸因素有关。慢性浅表性胃炎经治疗多能痊愈，若失于治疗、病情发展，致使固有腺体炎症破坏而减少，可转化为萎缩性胃炎。

11 什么是慢性萎缩性胃炎？

咨询： 我今年 53 岁，患胃病已经很长一段时间，吃了好多治疗胃病的中药、西药，效果都不太好，今天到医院就诊，经胃镜检查诊断为慢性萎缩性胃炎。医生说慢性萎缩性胃炎是癌前病变，必须及时治疗。我要咨询的是：什么是慢性萎缩性胃炎？

解答： 慢性萎缩性胃炎是指胃黏膜已发生了萎缩性改变的慢性胃炎，常伴有肠上皮化生。慢性萎缩性胃炎的致病因素至今也未完全阐明，通常认为吸烟，饮酒，药物、食物的刺激，慢性浅表性胃炎的继续发展，遗传因素，缺铁性贫血，免疫因素，胆汁及十二指肠液反流，幽门螺杆菌感染，长期处于精神紧张、焦虑或抑郁状态等，均是其致病因素，并且常是诸多因素共同作用的结果。慢性萎缩性胃炎确实容易变癌，但并不是所有的慢性萎缩性胃炎都变癌，患慢性萎缩性胃炎 10 年以上有少数会发展为胃癌，发病率高于未患胃炎的患者，所以慢性萎缩性胃炎有癌前病变之说。因此长期患慢性胃炎的高龄患者应定期复查，密切注意其发展。

慢性萎缩性胃炎除炎症变化与慢性浅表性胃炎相似以外，主要表现为病变累及胃腺体，腺体萎缩，数目减少，黏膜层变薄，黏膜肌层变厚。浆细胞浸润主要在上层，淋巴细胞及滤泡主要在下层胃黏膜中，常见幽门腺化生和肠腺化生，特别是胃体、胃底部壁细胞及主细胞萎缩消失，代之以黏膜腺而与幽门腺相似。肠腺化生也较常见，轻者只有少量的杯细胞，重者可见大量肠绒毛上皮，起初为小片状，随着病情的发展，肠腺化生可联结成片，甚至全胃。黏膜肌正常或增厚，黏膜全层变薄。如果胃黏膜被类似于大肠黏膜上皮所替代，称为大肠型肠化，大肠型肠化被认为是癌前病变。根据病理变化的不同，可将慢性萎缩性胃炎分为轻、中、重三度。轻度：固有腺体数减少不超过原有腺体的 1/3，大部分腺体仍保留；中度：固有腺体数减少超过 1/3，但未超过 2/3，残留腺体不规则分布；重度：固有腺体数减少超过 2/3，仅残留少数腺体，甚至完全消失。

慢性萎缩性胃炎的临床表现不仅缺乏特异性，而且与病变程度也不完全一致。临床上有部分慢性萎缩性胃炎患者可无明显症状，但大多数患者可有上腹部灼痛、胀痛、钝痛或胀满、痞闷，尤以食后为甚，食欲不振、恶心、嗳气、便秘或腹泻等症状，严重者可有消瘦、贫血、脆甲、舌炎或舌乳头萎缩，少数胃黏膜糜烂者可伴有上消化道出血，出现呕血或黑便。由于慢性萎缩性胃炎不易治愈，又与胃癌的发生关系密切，因而越来越受到人们的重视。

12 什么是胆汁反流性胃炎？

咨询：我近段时间总感觉上腹部胀满、反酸，前天到医院就诊，经检查确诊为慢性浅表性胃炎。我知道慢性胃炎有慢性浅表性胃炎和慢性萎缩性胃炎的不同，刚才听朋友说还有胆汁反流性胃炎，这还是我第一次听说，请问：什么是胆汁反流性胃炎？

解答：胆汁反流性胃炎是指由于从胆囊排入十二指肠的胆汁和其他肠液混合，通过幽门，逆流至胃，刺激胃黏膜，从而产生的炎症性病变。胆汁反流性胃炎在临床中比较常见，是一种特殊类型的慢性胃炎，引起此病的主要原因是十二指肠内的胆汁反流进入胃内。胆汁一般多反流到距幽门口最近的胃窦部，使该处黏膜受损，故又称胆汁反流性胃窦炎。

胆汁反流性胃炎好发于中老年人，主要症状为上腹部饱胀或不适，有隐痛或剧痛，常呈周期性发作，可伴有腹胀、嗳气、反酸、胃灼热、恶心、呕吐、食欲减退和消瘦等，少数患者还可有胃出血，表现为呕血、黑便或大便隐血试验阳性等，胆汁反流轻者也可无明显的自觉症状。胆汁反流性胃炎做胃镜检查时可见胆汁不断由幽门口涌入胃内，胃黏膜（特别是胃窦部黏膜）明显水肿、充血、粗糙、脆弱，触之易出血，表面较污浊，附有黄绿色胆汁，黏液湖（左侧卧位时，胃内黏液集中在胃近端的大弯处，此处称黏液湖）内含大量胆汁。

正常情况下，幽门口是收缩关闭的，当胃内食物经胃蠕动排入十二指肠时，幽门口舒张开放，食物排空后，幽门口又收缩关闭，从而防止胆汁反流入胃。但当出现下述情况时，诸如胃部分切除术后、迷走神经切断和幽门成形术后、胃肠吻合术后、胆囊摘除术后、先天性幽门关闭不全和中老年人脏器发生了退行性改变等，可破坏幽门口的“把关”作用，于是就可发生胆汁反流。

胆汁反流是怎样造成胃黏膜损伤的呢？胆汁反流（更确切地说是混有胆汁的十二指肠液反流）时，十二指肠液中的胆汁（内含胆酸）、胰酶和卵磷脂等，可破坏胃黏膜的屏障作用。其理由是，胆酸可溶解胃中的黏液（黏液有保护胃黏膜的作用），破坏黏膜表层细胞，这样就导致了胃酸直接刺激胃黏膜使之受损；进入胃内的胆汁还能激活卵磷脂 A，使卵磷脂变为溶血卵磷脂而破坏细胞膜。同时，当碱性的十二指肠液与酸性的胃液中和，胃窦 pH 值接近中性时，可激活胰酶引起胃黏膜损伤。此外，胆囊切除后此病的发病率也增高，这与十二指肠内一天 24 小时都有胆汁不间断地流入有关（正常情况下胆汁是餐后定时进入十二指肠的）。

13 慢性胃炎的发病原因有哪些?

咨询: 我今年34岁，近段时间总感觉上腹部胀满、隐痛，有时还反酸，昨天到医院就诊，经检查确诊为慢性胃炎。我觉得我的胃病完全是吃饭不注意造成的，但是听说引起慢性胃炎的原因不仅仅是吃饭的问题，我想了解的是：慢性胃炎的发病原因有哪些?

解答: 引起慢性胃炎的原因有很多，不仅仅是吃饭没规律、不注意。慢性胃炎的发病原因至今尚未完全明了，一般认为与急性胃炎迁延不愈、幽门螺杆菌感染、中枢神经功能失调、各种有害因素的刺激等因素有关。

（1）急性胃炎的演变：急性胃炎若治疗不当或其他原因使胃黏膜的炎症经久不愈，均能发展成慢性胃炎。

（2）幽门螺杆菌感染：幽门螺杆菌感染是引发慢性胃炎的主要病因。幽门螺杆菌经口进入胃内，定居于黏液层和胃窦黏膜上皮细胞表面，其产生的氨及细胞毒素可引起细胞损伤；促进上皮细胞释放炎症介质；菌体细胞壁抗原还可引起自身免疫反应。

（3）中枢神经功能失调：慢性胃炎的发生与精神状态有着密切联系。由于精神因素，造成神经系统功能紊乱，可导致内脏血管平滑肌痉挛、胃肠道分泌和运动功能障碍及胃壁营养障碍，引起慢性胃黏膜炎症，呈现慢性胃炎。

（4）理化因素的损伤：吸烟、饮酒、药物损伤等理化因素也是导致慢性胃炎的重要因素。吸烟特别是重度吸烟者，慢性胃炎的发生率明显增高。长期饮酒可诱发胃黏膜慢性损伤，引发慢性胃炎。药物特别是非甾体类抗炎药和肾上腺皮质激素类药，都可引起胃黏膜损伤糜烂，形成慢性胃炎。

（5）十二指肠液反流：十二指肠液中含有胆汁和胰液，当反流入胃时，即可破坏胃黏膜屏障发生胃炎。

（6）免疫因素的影响：近年来，免疫反应在慢性胃炎发病中的作用越来越引起人们的重视。当体内出现胃体腺壁细胞或内因子的自身抗体时，自身免疫性炎症反应会导致壁细胞总数减少、胃酸分泌减少；内因子减少则会使 B_{12} 吸收不良，引起巨幼细胞贫血，即恶性贫血。

（7）其他因素的作用：慢性胃炎发病率和严重程度均与年龄呈正相关，尤其是慢性萎缩性胃炎随着年龄的增加而明显增加；肝硬化并发门静脉高压、贫血、糖尿病等慢性病的影响也可引起慢性胃炎；遗传因素也是引起慢性胃炎发病的重要因素，有慢性胃炎家族史的人慢性胃炎的发病率明显高于一般人群。

14 什么是幽门螺杆菌？有哪些传播途径？

咨询： 我近半年来总感觉上腹部不舒服，还时不时反酸、疼痛，药没少吃，效果都不太好，昨天到医院就诊，经检查确诊为慢性胃炎。医生说幽门螺杆菌感染容易引起慢性胃病，还会传染，让再查查幽门螺杆菌，我要问的是：什么是幽门螺杆菌？有哪些传播途径？

解答： 这里首先告诉您，对慢性胃炎、消化性溃疡等慢性胃病患者来说，检查幽门螺杆菌很有必要。幽门螺杆菌是一种呈 S 或弧形弯曲的革兰阴性杆菌，故以前又称为幽门弯曲菌，主要依附在幽门附近的胃窦部及胃体部的黏膜上。幽门螺杆菌能产生大量的有害物质，从而造成胃黏膜屏障及胃黏膜的损伤。

在 20 世纪 80 年代中期及以前的一段时间里，民间流传着用呋喃唑酮和土霉素治疗顽固性、难治性胃痛这一“偏方”，该方确实有效，但人们却不知道它为何有效。1983 年澳大利亚两位科学家从慢性胃炎患者的胃黏膜中取样，在微需氧的条件下，培养出幽门螺杆菌，并指出这种细菌与慢性胃炎有直接的关系，引起了全世界医学界的广泛研究和证实，并在活动性慢性胃炎及消化性溃疡病灶中查出幽门螺杆菌，之后此细菌被公认为是慢性胃炎及消化性溃疡的致病菌。之后的研究表明，呋喃唑酮和土霉素均有抗幽门螺杆菌的作用。至此，呋喃唑酮和土霉素治疗顽固性、难治性胃痛的神秘面纱才被揭了下来。虽然呋喃唑酮和土霉素均有抗幽门螺杆菌的作用，但由于其不良反应和幽门螺杆菌的抗药性，不提倡使用，宜用诸如克拉霉素、阿莫西林、甲硝唑等抗生素治疗。

幽门螺杆菌感染是慢性胃炎、消化性溃疡的主要致病因素，而且与胃癌的发病也有密切关系。世界卫生组织国际癌症研究机构已将幽门螺杆菌列为Ⅰ类致癌因子，其感染的普遍性、耐药菌株的不断产生和患者就诊时的低依从性，给治疗和预防带来一定的难度。幽门螺杆菌的致病机制目前还不十分清楚，其感染后，患者有的发病，有的不发病，发病也各不相同，有的患者发生慢性胃炎，而有的患者发生消化性溃疡，有关研究还在进行之中。

一般认为，幽门螺杆菌仅寄居于人类，人是唯一的传染源。幽门螺杆菌多系口－口传染，因为在牙菌斑中可以培养出幽门螺杆菌，而粪－口传播途径尚未得到证实。知道了幽门螺杆菌是怎样相互传染的，大家就应该预防为主，讲究个人卫生，常洗手，勤刷牙，勿食被污染的食品，实行分餐制等等。

15 幽门螺杆菌感染是引发慢性胃炎的重要因素吗?

咨询： 我患有慢性胃炎，前天到医院复查就诊，医生建议在检查胃镜的同时查一下幽门螺杆菌，还有一位慢性胃炎患者，医生也让查幽门螺杆菌。听说幽门螺杆菌感染是引发慢性胃炎的重要因素，我不太相信，请问：幽门螺杆菌感染是引发慢性胃炎的重要因素吗?

解答： 幽门螺杆菌是一种微嗜氧、触酶阳性、具有尿素酶活性的革兰阴性杆菌。我国于 1985 年开始对幽门螺杆菌进行研究，近年来关于幽门螺杆菌的研究日益深入。大量临床及实验研究表明，幽门螺杆菌是慢性胃炎的主要病因，与消化性溃疡的关系密切，同时与胃癌也有一定的关系。幽门螺杆菌感染确实是引发慢性胃炎的重要因素。

慢性胃炎尤其是慢性活动性胃炎患者血清中的幽门螺杆菌抗体明显升高，并可在其胃液中检出抗幽门螺杆菌免疫球蛋白，幽门螺杆菌清除后，胃黏膜组织上的炎症明显改善，而感染复发者炎症也复发。胃黏膜上幽门螺杆菌的密度与多形核白细胞的浸润成正比。国内有学者发现幽门螺杆菌感染量与胃炎严重程度、活动性、胃上皮损伤程度呈正相关；也有学者发现在幽门螺杆菌黏附较多的地方，上皮细胞变性，细胞内黏蛋白颗粒耗尽，胞质减少，核浆比例增大。

幽门螺杆菌能在酸性胃液中存活，是由于幽门螺杆菌能分解尿素，在菌体周围形成保护性氨环境，有效地中和了氢离子的杀菌作用。幽门螺杆菌一旦进入胃内，便黏附在黏液层，通过其外壁上的植物血凝素，选择性地与黏液层以及上皮细胞膜的碳水化合物部分结合，并可使细菌紧密地黏附于上皮细胞上，幽门螺杆菌所产生的酶、代谢产物和毒素即可作用于上皮细胞。幽门螺杆菌的致病机制主要分为定植因子和致病因子，定植因子包括幽门螺杆菌的动力、尿素酶活性、黏附功能、抗酸能力、多形性，致病因子包括尿素酶及其产物氨、细胞空泡毒素、细胞毒素相关蛋白、过氧化物歧化酶、胃黏膜炎症、胃黏膜屏障破坏和胃生理改变等。

一般认为，幽门螺杆菌引起慢性胃炎主要与以下几个方面有关。其一，幽门螺杆菌呈螺旋形，具有鞭毛结构，可在黏液层中自由活动，并与黏膜细胞紧密接触，直接侵袭胃黏膜；其二，产生多种酶及其代谢产物，如尿素酶、过氧化物歧化酶、蛋白溶解酶、磷脂酶 A 等，这些酶可破坏胃黏膜；其三，幽门螺杆菌产生的细胞毒素可引起细胞空泡变性，幽门螺杆菌作为抗原引起机体产生幽门螺杆菌抗体，造成自身免疫损伤。正是由于发现了幽门螺杆菌在慢性胃炎发生中的作用，为慢性胃炎的临床抗菌治疗提供了重要的病原学依据。

16 吸烟会伤害胃吗？

咨询： 我的邻居老张患有慢性胃炎，医生说与吸烟有关。我今年51岁，有近30年的烟龄，10天前因胃痛到医院就诊，经检查确诊为消化性溃疡，医生也说与吸烟关，让我戒烟。经常听人说吸烟会伤害胃，我是将信将疑的，麻烦您告诉我：吸烟会伤害胃吗？

解答： 医生让您戒烟是十分必要的。当我们拿起烟时，会发现在烟盒上印有“吸烟危害健康”的警告，吸烟的危害性是显而易见的。吸烟能引起肺癌已是众所周知的事实，这里明确告诉您，吸烟还真会伤害您的胃，引发慢性胃炎和消化性溃疡等。

烟中含有尼古丁，尼古丁能刺激胃黏膜，引起黏膜下血管收缩和痉挛，导致胃黏膜缺血、缺氧，对胃黏膜造成破坏。尼古丁还可导致幽门括约肌松弛，胃运动功能失调，使胆汁及十二指肠液反流入胃。胆汁中的胆酸对胃黏膜有很大的损害作用，会引起胃黏膜糜烂和出血。所以，长期吸烟的人，容易发生糜烂性胃炎、萎缩性胃炎和消化性溃疡。同时，吸烟会增加胃蠕动，促进胃酸分泌，胃酸含量的增加亦会对胃黏膜造成损害，使胃黏膜屏障功能受损，发生胃炎和溃疡等病变。

近年来的研究表明，吸烟还影响胃黏膜合成前列腺素。前列腺素能使胃黏膜微循环血管扩张，改善胃的血液循环，对保护胃黏膜的完整性有重要作用。前列腺素合成一旦减少，胃黏膜的保护因素也随之减少，这样就会给胃黏膜的修复增加困难。有资料表明，吸烟的频率越高，慢性胃炎的患病率越高。

烟草中除含有尼古丁外，还含有相当量的烟碱、二甲胺、二乙胺等，这些物质在体内可以合成亚硝基正尼古丁和亚硝基烟碱。众所周知，亚硝基类化合物是致癌的重要物质，对许多种癌症都有明显的促发作用。加之吸烟又能降低人体的免疫力，所以吸烟是引发多种癌症的祸根，如肺癌、喉癌、前列腺癌等，对胃癌的发生也有较为明显的促发作用。

综上所述，吸烟不仅能引发肺癌、喉癌、前列腺癌等，还可引发胃炎和消化性溃疡等，使其反复发作，经久难愈，并且能大大增加胃癌的发生率。你想有一个健康的胃吗？那就请你立即戒烟吧。

17 “心口痛”是胃病吗？为什么慢性胃炎患者常打嗝？

咨询： 提起心口痛，人们首先想到的是胃病，似乎心口痛就是胃病。我患有慢性胃炎，不仅上腹部不舒服，还时常打嗝，我朋友老刘患有慢性胃炎，也是经常打嗝，好像慢性胃炎患者常打嗝。我要问的是：“心口痛”是胃病吗？为什么慢性胃炎患者常打嗝？

解答： “心口痛”是俗语，人们常把上腹中部剑突以下的区域称为“心窝”，此部位的疼痛叫“心口痛”，也称之为“心窝痛”。不论是急性胃炎、慢性胃炎，还是胃溃疡、胃癌等，都常有上腹中部剑突以下区域疼痛的表现，所以有相当一部分人一见出现这一部位疼痛，首先想到的便是胃病。其实这种观点是错误的，“心口痛”不一定就是得了胃病。除了胃病可引起“心口痛”外，其他诸如心绞痛、反流性食管炎、食管癌、食管裂孔疝、急性胆囊炎、急性阑尾炎的早期等，也都可表现为“心口痛”。因此，一旦有“心口痛”的症状，不能简单地认为就是胃病疼痛，应及时找医生检查治疗，以免耽误病情。

打嗝在医学上叫嗳气，是指胃里的气体及少量消化液和食物突然反流到食管或嘴里的现象，并同时伴有嗝的响声。正常人偶尔可因进食太快、进食刺激性食物等引发打嗝，但频发的打嗝则是一种疾病的表现，如慢性胃炎、消化性溃疡、幽门梗阻、十二指肠炎等，都可出现打嗝。当慢性胃炎尤其是胃窦炎及伴十二指肠溃疡时，幽门周围黏膜有炎性水肿，或幽门痉挛，或十二指肠球部形成瘢痕挛缩等，引起幽门不通畅，即幽门不全梗阻。由于胃的出口有梗阻，吃下去的食物不能按正常的速度排空，食物在胃内停留过久而发酵，产生气体（主要是二氧化碳），这些气体在胃内积存到一定量时，刺激胃蠕动，当胃蠕动收缩时，因胃的出口有梗阻，胃内张力增大，迫使胃的入口－贲门开放，使气体和少量食物逆流到食管或口腔，同时因压缩的气体突然冲出，声带发出“嗝”的声音，就是打嗝。另外需要指出的是，有些胃肠道神经官能症也有打嗝现象。

18 经常“烧心”是怎么回事?

咨询: 我今年36岁，前段时间总感觉上腹部胀满、疼痛、反酸、烧心，经彩超、胃镜等检查，诊断为消化性溃疡。我朋友小李患有慢性胃炎，也经常有烧心的感觉，日常生活中也时常听人说感觉经常烧心，我不明白，请您给我讲一讲：经常“烧心”是怎么回事?

解答: 在我们日常生活中，确实有很多人感觉经常烧心。烧心是人们生活中最易发生的一种症状和自我感觉，绝大多数人都有过罹患烧心的病史或正被烧心所困扰。所谓烧心，是指心窝部有烧灼不适感，或有火辣辣的感觉。有人认为烧心是心脏病的症状，也有人认为烧心主要是自主神经功能紊乱引起的，其实绝大多数烧心是胃和食管疾病引起的。

要想知道烧心是怎么回事，先要了解胃的有关结构和胃酸。胃通过贲门和食管连接，食管下端的肌肉有一高压环，称为食管下端括约肌，就像袖口的松紧带，平时括约肌紧缩食管下端，咽下的食物饮料可以顺利“通关”进入胃内。正常情况下，胃内消化或储存的食物和胃液，是不会倒（逆）行进入食管的。胃酸是胃黏膜细胞分泌的盐酸，浓度在0.1%左右，胃酸和胃蛋白酶等共同对食物中的蛋白质进行初步消化。正常胃蠕动之所以能将消化物推向十二指肠而不会逆行入食管，原因之一是胃的推动方向是向前而不是向后，更重要的是食管下端括约肌在那儿严密把关，只许食物进胃而不许倒流。

一旦因各种疾病如消化性溃疡、胆囊炎，以及手术、药物等的作用，导致括约肌压力下降关闭不严，或者胃的推进方向反了（向后方倒推），再加上食管不能将反上来的胃酸、食物及时往下推回胃中，问题就发生了。食管的衬里（医学上称为黏膜）属复层鳞状上皮，经不住酸的侵蚀，食管黏膜一旦受到酸的侵蚀、消化，通过神经反射就会出现烧心的症状和感觉。所以说有烧心就意味着有胃向食管的反流，轻者影响生活质量，重者可引起食管炎、食管溃疡甚至出血，这些都是食管癌的危险因素，久之还可发生食管狭窄而致吞咽不利。

当然，烧心也不全是胃和食管疾病致使胃酸反流引起的，自主神经功能紊乱、胆囊炎以及胸部疾病等也可引起烧心。建议有烧心的朋友，及时去医院找医生详细检查，接受正规治疗，以免耽误病情。

19 慢性胃炎有怎样的临床表现？

咨询： 我是中学教师，近段时间总感觉上腹部胀满、疼痛，前天到医院就诊，经检查确诊为慢性胃炎。我单位的王老师也患有慢性胃炎，他主要表现为上腹部胀痛、反酸、食欲不振。听说慢性胃炎的临床表现是多种多样的，我想知道的是：慢性胃炎有怎样的临床表现？

解答： 慢性胃炎的临床表现确实是多种多样的。慢性胃炎缺乏特异性症状，而且症状的轻重与胃黏膜的病理变化也不一致。有的患者症状明显，但胃黏膜却无明显炎症；有的患者症状较轻，但胃镜检查显示胃黏膜有明显的炎症、糜烂甚至出血；也有一部分患者可无症状。就临床来看，慢性胃炎较常见的症状主要有上腹痛、饱胀、嗳气、反酸、食欲不振、上消化道出血等。

（1）上腹痛：上腹痛多发生于餐后，逐渐出现的上腹痛可能与所进食物刺激胃黏膜有关，随着胃内食物的消化、排空，上腹痛的症状逐渐减轻。

（2）饱胀：由于患者胃的容受性舒张功能障碍，虽进食不多，但仍觉得过饱，上腹胀满。

（3）嗳气：由于消化不良，胃酸分泌过多，胃排空及蠕动功能减弱，使胃内气体逆流入食管，出现嗳气。

（4）反酸：胃炎患者的胃酸分泌过多，加之幽门螺杆菌感染，使得胃酸经常通过食管反流入口腔，而呈现反酸的症状。

（5）食欲不振：由于胃黏膜呈炎症改变，排空及蠕动减弱，胃的消化功能降低，胃内食物滞留等，出现食欲不振。

（6）上消化道出血：胃炎的炎性出血较多见，尤其是合并糜烂者。糜烂面可反复小量渗血，也可以大出血而出现呕血或黑便。

（7）其他症状：除上述症状外，慢性胃炎还可有恶心、呕吐、乏力、头晕、腹泻等症状；慢性萎缩性胃炎还可出现贫血、脆甲、舌炎或舌乳头萎缩等。

慢性胃炎最常见的体征是上腹部轻度压痛，一般无肌紧张及反跳痛。多数患者舌苔厚腻，病史长者因长期饮食不佳而出现消瘦，部分糜烂、出血性胃炎患者可有贫血、黑便，少见呕血。

由于慢性胃炎的体征多不明显，临床症状亦无特异性，故仅靠其症状及体征做出慢性胃炎的诊断往往是不可靠的。慢性胃炎确诊有赖胃镜检查，必要时还应进行病理活组织检查。

20 老年人患慢性胃炎有什么特点?

咨询： 我今年68岁，近段时间总感觉上腹部胀满不舒服，食欲也明显变差了，药没少吃，效果都不太好，昨天到医院就诊，经检查诊断为慢性胃炎。医生说老年人作为特殊群体，患慢性胃炎也有特点，我想了解一下：老年人患慢性胃炎有什么特点?

解答： 老年人是慢性胃炎的高发人群，50岁以后约半数以上的人患有慢性胃炎。老年人的慢性胃炎和年轻人的慢性胃炎各有其不同的特点，前者多伴发肠腺上皮组织转化和胃黏膜细胞的不典型增生，后者与胃癌的发生关系密切。

老年人的胃黏膜常见小血管扭曲、小动脉壁玻璃样变和管腔狭窄，这些改变直接导致胃黏膜营养不良、黏膜萎缩变薄、上皮细胞数量减少、细胞类型发生改变，以及分泌功能障碍和胃黏膜屏障功能低下。因此，当胃黏膜受到损伤时，黏膜的修复能力较差，很容易引起胃黏膜炎症性病变。老年人慢性胃炎的主要症状为餐后上腹饱胀不适、胃部隐痛、嘈杂、反酸、恶心、嗳气、食欲不振及体重减轻等。由于老年人的感受性较迟钝，平时自觉症状可较轻微，有的直到出血或癌变等并发症出现时才被发现。

病因学研究发现，幽门螺杆菌感染是导致老年人慢性胃炎和诱发溃疡的重要原因之一。随着年龄的增长，幽门螺杆菌的感染率增加，慢性胃炎的发病率也随之增加。十二指肠液反流与胃潴留也是造成老年人慢性胃炎的重要因素。由于老年人胃肠运动减弱，影响食物排空，加之括约肌的退行性改变和功能紊乱，易引起十二指肠液及胆汁反流，破坏胃黏膜屏障，损伤上皮细胞间的紧密连接而发生胃炎。

另外，老年人常患有其他慢性疾病，需长期服药，有些药物对胃有较强的刺激，易引起胃黏膜损害而发生慢性胃炎。长期饮酒、吸烟、精神紧张、焦虑失眠，以及爱吃过咸、过辣、过甜、过酸及香料过重的刺激性食品，也是引发老年人慢性胃炎的常见原因。

21 慢性胃炎常用的辅助检查有哪些？

咨询：我今年44岁，近段时间总感觉上腹部隐隐作痛，还时不时反酸，昨天到医院就诊，经胃镜检查确诊为慢性胃炎，可医生让再查一查幽门螺杆菌，既然已经确诊为慢性胃炎，为什么还要再检查幽门螺杆菌？我不太明白，请问：慢性胃炎常用的辅助检查有哪些？

解答：这里告诉您，医生让您再查一查幽门螺杆菌确实没错，它是慢性胃炎常见的致病因素之一，明确病因对后续治疗意义重大。用于慢性胃炎的辅助检查较多，常用的有胃镜及活组织检查、幽门螺杆菌检查和 X 线钡餐检查。

（1）胃镜及活组织检查：胃镜检查并同时取活组织作组织学病理检查是最可靠的诊断慢性胃炎的方法。胃镜下慢性浅表性胃炎可见红斑（点、片状或条状）、黏膜粗糙不平、出血点/斑；慢性萎缩性胃炎可见黏膜呈颗粒状、黏膜血管显露、色泽灰暗、皱襞细小。胃镜下两种胃炎皆可伴有糜烂、胆汁反流。由于胃镜所见与活组织检查的病理表现常不一致，因此诊断时应两者结合，在充分活检基础上以活组织病理学诊断为准。为保证诊断的准确性及对慢性胃炎进行分型，活组织检查宜在多部位取材且标本要够大（达到黏膜肌）。

（2）幽门螺杆菌检查：活组织病理学检查时可同时检测幽门螺杆菌，并可在内镜检查时再多取 1 块活组织作快速尿素酶检查以增加诊断的可靠性。根除幽门螺杆菌治疗后，可在胃镜复查时重复上述检查，亦可采用非侵入性检查，如 ^{13}C 或 ^{14}C 尿素呼气试验、粪便幽门螺杆菌抗原检测及血清学检查（定性检测血清抗幽门螺杆菌 IgG 抗体）等。

（3）X 线钡餐检查：胃是一个宽窄不一的肌性软组织管道，位于上腹腔中，由于密度与周围组织相似而缺乏良好的自然对比，故必须借助钡餐造影检查以观察形态与功能的变化。上消化道 X 线钡餐检查就是通过喝下不透 X 线的钡剂，让它涂抹于胃黏膜上，通过 X 线透视或摄片，来间接地反映胃黏膜上有无病变。X 线钡餐检查的优点是方便简单、无创伤，一般患者都可接受。但是由于它为间接征象，不能直接观察到胃黏膜表面情况，一些轻微病变及小的病灶，尤其是早期胃癌不易被发现，临床需与胃镜等其他检查方法配合应用。

22 哪种检查方法确诊胃病最准确?

咨询：我近半月来总感觉上腹部疼痛、烧心，还时不时呕吐酸水，医生怀疑得了胃病，建议检查胃镜。我害怕检查胃镜，因为胃镜检查很痛苦，听说还有X线钡餐、超声波等检查，又担心查不准，请您告诉我：哪种检查方法确诊胃病最准确?

解答：很多胃病患者可能都有这样的体会：不管你是胃脘部疼痛，还是胃脘部胀满不舒服、胃脘部灼热等，到医院就诊的话，医生通常都是建议检查胃镜，明确诊断。有些患者由于怕“受罪”，千方百计躲过胃镜检查，还有个别患者则自作聪明，以X线钡餐检查、超声波检查或胃电图检查取代胃镜。其实X线钡餐检查、超声波检查和胃电图检查并不能代替胃镜检查，胃镜直至目前仍是确诊胃病最准确的检查方法。下面介绍一下各种检查方法的优点和缺点。

（1）胃镜检查：胃镜检查的优点是医生能够用肉眼直接观察到食管、胃和十二指肠内部的情况，不仅能够发现诸如溃疡、肿瘤、息肉、憩室等比较严重的病变，还能看清黏膜的充血、水肿以及色泽改变等细微的变化，对于疑似病变还能钳取一小块活组织进行病理检查，并能确定有无与慢性胃炎、胃及十二指肠溃疡和胃癌有密切关系的幽门螺杆菌感染。其缺点是当胃镜通过咽部、食管时，患者会感到恶心及不适，部分患者有恐惧感、不愿接受。

（2）X 线钡餐检查：X 线钡餐检查的优点是痛苦小，患者乐于接受，可看到食管、胃及十二指肠等的形态和蠕动情况。与胃镜相比不足之处在于这种检查是影像学检查，一般情况下只能对病变作定位诊断而不能作定性诊断，对于慢性浅表性胃炎、食管炎等轻微的病变不易察觉，漏诊率高。

（3）超声波检查：超声波检查，不论是 B 超还是彩超，检查时无痛苦，患者乐于接受，加之有些广告抓着患者怕插管的心理，和天花乱坠的不实宣传，使一些患者相信超声波检查能确诊胃病，放弃胃镜检查而做超声波检查，导致误诊误治。殊不知超声波检查是影像诊断，只适用于实质性的脏器，如肝、脾、胰腺、心脏等，而不能诊断空腔内壁的情况如颜色的改变、有无溃疡等，超声波检查诊断胃病是不可靠的。

（4）胃电图检查：胃电图检查不会给患者带来任何痛苦和不适，其对胃病的诊断价值尚不能完全肯定，多数学者认为根据胃电图仪说明书上的诊断标准来判定慢性胃炎、胃和十二指肠溃疡、胃癌等是不可靠的，不能用它来代替胃镜检查诊断胃病。

23 什么是胃镜检查？什么是胃黏膜组织活检？

咨询：我近段时间总感觉上腹部灼热、疼痛，今天到医院就诊，医生说是胃出了问题，让先检查胃镜，若有必要还需做胃黏膜组织活检。听说检查胃镜和胃黏膜组织活检不仅痛苦，还比较麻烦。我要问的是：什么是胃镜检查？什么是胃黏膜组织活检？

解答：胃镜检查是通过胃镜在直视下查看胃部的结构和病变的一种检查方法。临床上使用胃镜已有 100 多年历史了。第一代是金属直管胃镜，第二代为屈式胃镜，由于它们使用不方便，患者又相当痛苦，而且危险性大，故未能普及应用。1957 年纤维胃镜问世，它的特点是镜身柔软，便于操作，患者痛苦小，且危险性很小，广泛地应用于胃和食管疾病的诊断。目前临床上应用的胃镜分为两种，一种是纤维胃镜，另一种是更先进的电子胃镜。纤维胃镜不但可直视下查看胃部的结构和病变，还可送入活检钳、细胞刷以及取胃黏膜做病理检查，或进行激光、微波等治疗。由于它具有直接可重复观察，能取活检的特点，故可确诊几乎所有的胃黏膜病变。近年来开展了胃镜下止血、息肉切除、碎石、食管狭窄扩张、食管静脉硬化疗法、异物取出等治疗，使患者免受外科手术的痛苦，且大大缩短了治疗时间。电子胃镜与纤维胃镜相似，但它无光导纤维，而是微电子摄像系统。它与纤维胃镜相比有以下优点：一是图像清晰，色泽逼真，分辨率高，具有录像及存储功能；二是可快速照相，减少胃镜检查时间，便于教学、科研、会诊。不足之处是价格较贵。

胃黏膜组织活检是在行胃镜检查时，根据胃镜下所见和病情的需要，取胃黏膜进行活组织病理检查。由于胃镜所见与活组织检查的病理表现常不一致，因此诊断时应两者结合，在充分活检基础上以活组织病理学诊断为准。慢性胃炎是胃黏膜的弥漫性或局限性炎症，应用胃镜可观察到胃黏膜色泽的变化及轻微的形态变化，用色素染色法可显示微细的隆起或凹陷性病变。钳取胃黏膜做组织病理学检查是诊断慢性胃炎的最佳方法。有人还应用组织化学、细胞学及免疫学等方法对慢性胃炎进行研究。

24 胃镜检查的适应证和禁忌证有哪些？

咨询：我今年36岁，平时应酬较多，近段时间总感觉上腹部隐痛、反酸，前天到医院就诊，医生说是胃黏膜出了问题，建议检查一下胃镜。听说胃镜检查不仅有适应证，还有禁忌证，请您给我介绍一下：胃镜检查的适应证和禁忌证有哪些？

解答：胃镜检查是通过胃镜在直视下查看胃部的结构和病

变的一种检查方法，既有其适应证，也有其禁忌证。了解和掌握胃镜检查的适应证和禁忌证，对正确诊断上消化道疾病，防止因胃镜检查引发不良后果，有重要意义。

（1）胃镜检查的适应证：胃镜检查的适应证有：①胃部疾病，有上消化道病症，X 线钡餐检查未发现病变，但又需进一步检查者。②怀疑有消化性溃疡、肿瘤者，或已诊断为肿瘤而不能确定其性质者。③原因不明的上消化道出血，24~48 小时内，需行紧急胃镜检查，确定出血原因且可在胃镜下止血者。④慢性胃炎、消化性溃疡治疗后复发者。⑤胃切除术后残胃又出现胃部不适等症状，需进行检查或需对胃部疾病进行复查者。⑥胃内息肉切除、碎石、食管狭窄扩张、异物取出，可根据情况应用。⑦慢性萎缩性胃炎、异型增生以及疑有恶变者，定期复查追踪。⑧镜下治疗，如食管支架植入、食管静脉曲张硬化或套扎治疗等。

（2）胃镜检查的禁忌证：胃镜检查的禁忌证有：①存在严重的心、肺、脑等疾患，或身体非常虚弱，无法耐受胃镜检查者。②不能合作的精神病患者及意识不清者。③口腔、咽、食管、气管和胃急性炎症，特别是腐蚀性炎症及化脓性炎症。④有严重的食管及贲门部梗阻，胃镜难以插入者。⑤怀疑胃、十二指肠穿孔者。⑥有巨大的胸主动脉瘤者。

25 胃镜检查都要取活检吗？胃黏膜活检有什么临床价值？

咨询：我父亲今年65岁，近段时间总感觉上腹部疼痛、反酸，到医院就诊，医生让做胃镜检查，检查中又取了几块活组织，说是进行活检，我不太明白。我想知道：胃镜检查都要取活检吗？胃黏膜活检有什么临床价值？

解答：这里首先告诉您，并不是胃镜检查都要取活检，同时胃黏膜活检对某些胃病来说确实有重要价值。胃黏膜组织活检是在行胃镜检查时，取胃黏膜进行活组织病理检查。胃镜检查并同时取活组织作组织学病理检查是最可靠的诊断慢性胃炎的方法。那么是不是胃镜检查时都要取活检？在什么情况下应取活检呢？

临床中，并不是所有的患者做胃镜检查时都要取活检。一般情况下，在行胃镜检查时，如果发现胃黏膜异常，则都要做活组织检查，以确定是炎症、溃疡、良性肿瘤还是恶性肿瘤，便于及早进行正确的治疗。具体说来，发现以下异常情况时均应做活检：①黏膜粗糙，色泽改变，局部分泌物增多却不易用水冲去。②正常黏膜纹理消失，组织僵硬，组织变脆，接触易出血。③黏膜糜烂，有溃疡、息肉、结节或肿块、不规则隆起，或呈现菜花样改变等。

通常情况下，行胃镜检查时，如发现食管、胃或十二指肠等有病变，就需从胃镜活检钳孔插入活检钳，针对异常部位取胃黏膜活组织标本，进行胃黏膜活组织病理检查。胃黏膜活组织病理检查具有非常重要的临床价值。①确定病变的性质，可防止误诊或漏诊，一般通过胃镜观察胃黏膜炎症、萎缩和化生等情况即可判断慢性胃炎的类型，通过胃镜观察胃溃疡的颜色、形状、大小、深浅、坏死及溃疡边缘的情况可初步判定溃疡的性质，但要进一步确诊需要做胃黏膜的活组织检查。②确定病变的性质，及早发现癌前病变。③确定有无幽门螺杆菌感染。

26 X 线钡餐检查的适应证和禁忌证有哪些？

咨询： 我今年 49 岁，近段时间总感觉上腹部胀痛不舒服，饮食也减少了，昨天到医院就诊，医生让检查胃镜。我担心检查胃镜痛苦，准备做 X 线钡餐检查，我想了解一下：X 线钡餐检查的适应证和禁忌证有哪些？

解答： X 线钡餐检查是临床常用的辅助检查。目前胃肠 X 线钡餐检查一般采用气钡双重造影，由于胃肠道邻近组织器官都是由软组织构成，彼此间缺乏自然对比，必须使用造影剂才能显示清楚的影像。X 线钡餐检查前应做一些准备工作，通常检查前 8~12 小时应禁食，检查前 4 小时禁饮水；停用一切作用于胃肠道功能的药物，如多潘立酮、消旋山莨菪碱等；检查一般是早晨空腹进行；有胃潴留的患者应提前用胃管吸出胃内容物。

与胃镜检查一样，X 线钡餐检查也有其适应证和禁忌证。X 线钡餐检查的适应证有：①怀疑胃、十二指肠溃疡，胃肠道肿瘤者。②不明原因的腹痛者。③不明原因的消化道出血者。④为明确腹部肿块的部位及性质。⑤怀疑胰头或壶腹部肿瘤、结核、克罗恩病者。⑥健康检查或普查。X 线钡餐检查的禁忌证有：①存在完全性幽门梗阻、肠梗阻者。②消化道出血急性期者。③急性腹膜炎、大量腹水者。④心肺功能衰竭者。⑤不能合作、体质极度虚弱者。

27 胃液分析是怎么回事？对慢性胃炎的诊断有什么意义？

咨询：我今年 48 岁，近段时间总感觉上腹部胀满不舒服，还时常反酸，今天到医院就诊，经胃镜检查诊断为慢性萎缩性胃炎，医生让再查一下胃液分析。请问：胃液分析是怎么回事？对慢性胃炎的诊断有什么意义？

解答：胃液分析是一种通过胃管抽取胃液并分析胃液中各种成分的辅助诊断慢性胃炎等胃肠病的方法，主要包括一般性状检查、化学检查及显微镜下检查。

胃液的一般性状检查包括检查胃液的量、颜色、气味、黏液、食物残渣及分层等。①胃液的量：经过 12 小时空腹后的正常胃液量为 10~70 毫升，24 小时总量为 1.5~2.5 升。②胃液的颜色：正常胃液的颜色多呈清晰无色，若为黄绿色、浑浊，提示有胆汁反流。③气味：正常胃液略带酸味。④黏液：正常胃液含有少量分布均匀的黏液。⑤食物残渣：正常空腹10小时以上胃液内仅含极少量食物残渣。⑥分层：胃液抽出后静置片刻，正常空腹胃液形成3层，上层为黏液，中层为胃液，下层为食物残渣。

胃液的化学检查主要是检查胃液的游离酸、乳酸以及隐血等。①游离酸：正常空腹胃液游离酸为6~30单位，平均为18单位，总酸度为10~50单位，平均为30单位。②乳酸测定：胃癌患者乳酸量增加。③隐血试验：正常胃液隐血试验为阴性，若为阳性说明有出血情况存在。

显微镜下检查胃液对慢性胃炎的诊断意义不大，一般很少去做。正常胃液内无红细胞，可有少数白细胞，可见到扁平上皮细胞，不易见到柱状细胞，并可见到八叠球菌等细菌。如果在胃液中经常发现有红细胞存在，可能是慢性胃炎糜烂、出血并处于活动期；胃壁柱状细胞增多也提示胃炎的存在，可单个或成片存在，常伴有细胞变性及空泡。

胃液分析虽然不是慢性胃炎的特异性诊断检查，但通过胃液分析对慢性胃炎的诊断大有帮助。①在显微镜下发现大量的柱状上皮细胞（呈单个或片状，细胞外形规整），有助于胃炎的诊断。②通过测定胃酸分泌功能可确定是否存在萎缩性胃炎。一般萎缩性胃炎，特别是胃体萎缩性胃炎，胃酸分泌量明显减少，其他各种慢性胃炎胃酸可低、可高，也可正常，即使异常也幅度很小。③可除外其他胃病存在。如果考虑慢性胃炎患者合并溃疡或肿瘤，行胃液分析有助于诊断。胃癌患者胃液检查可见癌细胞，且胃酸缺乏；而十二指肠球部溃疡的患者胃酸分泌量明显增高。

28 彩超、CT 检查能诊断慢性胃炎吗？

咨询：我自己做生意，平时吃饭没有规律，近段时间总感觉上腹部隐痛、反酸，怀疑是得慢性胃炎了，想到医院检查胃镜，可查胃镜很痛苦，听朋友说彩超、CT 检查也能诊断慢性胃炎，又担心检查不准。麻烦您告诉我：彩超、CT 检查能诊断慢性胃炎吗？

解答：在现今有关胃病检查的广告中，我们见到最多的恐怕就是“采用当今高科技手段，运用超声波查胃病，不用插管，无痛苦，50 元可检查十多个脏器”。那么，这种方法可信吗？实际上，彩超也好，B 超也罢，只能查出胃容积的变化，并不能对胃的炎症、溃疡和肿瘤做出应有的诊断。

彩超检查并不能诊断慢性胃炎。科学常识告诉我们，各类检查均有其侧重面。彩超是影像诊断，只能看形态的改变，而不能诊断空腔内壁的情况如颜色的改变、有无溃疡等。彩超只适用于实质性的脏器，如肝、脾、胰腺、心脏等，对于胃的检查只能做排空功能检查，观察进食后不同时期胃体积的变化，而无法了解胃黏膜的情况，而胃病的检查恰恰主要是看胃黏膜的病变。

说了彩超再说 CT，有的患者认为 CT 是高档仪器，什么病做一下 CT 就明白了，其实不然。CT 是根据 X 线对人体不同密度的脏器的穿透率不同来检测脏器的，它也主要用于实质性脏器，如肝、胆、脾、胰或腹腔占位病变的检查，而对胃这样的空腔脏器则帮助不大。慢性胃炎为胃黏膜的表层改变，而无密度及形态方面的改变，CT 是难以观察到的，所以说 CT 检查也不能诊断慢性胃炎。

29 怎样正确诊断慢性胃炎?

咨询：我近段时间总感觉上腹部胀满不舒服，医生怀疑是慢性胃炎，建议检查胃镜，说只有检查胃镜才能确诊。我的朋友患有慢性胃炎，是通过 X 线钡餐检查确诊的。听说诊断慢性胃炎是有依据的，麻烦您给我介绍一下：怎样正确诊断慢性胃炎?

解答：慢性胃炎以慢性浅表性胃炎和慢性萎缩性胃炎最为常见，现将其诊断要点分别介绍如下，以便正确诊断慢性胃炎。

（1）慢性浅表性胃炎：慢性浅表性胃炎的症状、体征缺乏特异性，其诊断主要依据胃镜和活组织检查结果来确定。①少数患者无任何症状，但大多数可有程度不同的消化不良症状，如上腹饱胀不适、恶心、嗳气、食欲减退等，当伴有胆汁反流时可表现为持续性上腹部疼痛。②伴有黏膜糜烂者可出现上消化道出血的症状，如呕血或黑便、粪隐血试验阳性等。③发作期可有局限性压痛，缓解期可无阳性体征。④ X 线气钡双重对比胃肠道造影对本病诊断价值不大，常无特异性表现。⑤胃镜检查结合直视下活体组织病理检查是诊断浅表性胃炎的可靠方法。胃镜直视下可见胃黏膜尤其是胃窦、胃角红白相间，亦可见有轻度糜烂及散在出血点；病理组织学可见淋巴细胞及浆细胞浸润。但症状轻重与病理变化的严重程度之间无明显关系，而与病变的活动性及胃运动功能有关。

（2）慢性萎缩性胃炎：慢性萎缩性胃炎和慢性浅表性胃炎一样，其症状、体征也无特异性，确诊主要依靠胃镜和活组织检查结果来确定。①慢性萎缩性胃炎无特异性症状，多数可有上腹部隐痛不适、进食后上腹部饱胀、食欲不振、嗳气等，伴有黏膜糜烂者可有程度不同的上消化道出血，如呕血和黑便、粪便隐血试验阳性等。慢性萎缩性胃炎的严重程度与临床症状的表现并无明显关系，某些患者可以在相当一段时间内无任何明显症状。② X 线气钡双重对比胃肠道造影对本病诊断价值不大，常无特异性表现。③胃镜结合直视下活体组织病理检查是诊断慢性萎缩性胃炎的可靠方法，直视下可见胃黏膜苍白，黏膜变薄，黏膜下血管透见或黏膜肌层增厚、粗糙不平、颗粒或结节僵硬感。病理活检可见固有腺萎缩，减少 1/3 为轻度，减少 1/3~2/3 为中度，减少 2/3 以上为重度；黏膜肌层增厚，肠上皮化生（可有可无），固有腺炎症（可有可无），淋巴滤泡形成（可有可无）。

30 慢性胃炎应与哪些疾病相鉴别?

咨询: 我最近总感觉上腹部胀满不舒服，还时常反酸，怀疑是慢性胃炎。昨天到医院就诊，医生说除了慢性胃炎外，慢性胆囊炎、消化性溃疡等疾病也会出现上述症状，建议检查胃镜、彩超等，与其他疾病进行鉴别。我想了解一下：慢性胃炎应与哪些疾病相鉴别?

解答: 慢性胃炎、消化性溃疡、胃癌、慢性胆道疾病、功能性消化不良、胃食管反流病、慢性肝病等疾病临床上都可出现上腹部胀满不舒服、反酸、嗳气、食欲不振等症状，若不注意鉴别，很容易混淆，造成误诊误治。因此，在确立慢性胃炎的诊断时，应注意与这些疾病相鉴别。

（1）消化性溃疡：消化性溃疡以青壮年多见，其病程长，以上腹部疼痛、反酸为主要症状，常呈季节性反复发作，具有规律性上腹部疼痛的特点，通过胃镜及 X 线钡餐造影检查可以明确诊断。

（2）胃癌：胃癌患者上腹部疼痛、反酸、胀满不适、纳差等上消化道症状呈进行性加重，可伴有贫血、体重下降、粪便隐血试验阳性等，晚期可于上腹部触及肿块，X 线钡餐造影检查及胃镜检查可以帮助明确诊断。

（3）慢性胆道疾病：慢性胆道疾病主要指慢性胆囊炎、胆石症，这些疾病可见上腹部胀闷不适、嗳气等症状，其症状的发生多与进食油腻食物有关，上腹疼痛往往较明显，可放射至胁肋及背部，B 超、CT 等检查可以确诊。

（4）功能性消化不良：功能性消化不良主要表现为上腹部饱胀、嗳气、早饱、恶心、食欲减退等，多数患者伴有精神神经症状，其发病或病情加重常与精神因素关系密切，胃排空检查及胃电活动记录呈胃排空异常的表现，胃镜、X 线钡餐等其他检查正常。

（5）胃食管反流病：胃食管反流病主要表现为烧心感、反酸、上腹及胸骨后痛，严重者可发生吞咽困难。本病与慢性胃炎有诸多相似之处，有许多胃食管反流病患者同时患有慢性胃炎。但胃食管反流病的发生主要是由于食管括约肌松弛，食管排空能力减弱所致，经胃镜、食管 24 小时监测、食管测压、滴酸试验及 X 线钡餐等检查可以确诊。

（6）十二指肠憩室：十二指肠憩室可见上腹部疼痛、反酸、嗳气、呕吐等症状，餐后加重，X 线钡餐检查可提供诊断的主要依据，十二指肠镜检查可明确诊断。

（7）慢性胰腺炎：慢性胰腺炎在临床上与慢性胃炎难以鉴别。慢性胰腺炎多有急性胰腺炎病史，且反复发作，B 超可见胰腺增大，尚可伴有假性囊肿，生化检查胰腺外分泌功能降低

（8）胃下垂：胃下垂与慢性胃炎在临床表现上也有诸多相似之处，况且有时胃下垂可伴有慢性胃炎，所以应注意鉴别。胃下垂多见于瘦长型患者，以胃脘胀痛、纳食减少为主要症状，其胃脘胀痛常伴有坠胀感，站立时加重，卧位时减轻。胃下垂胃肠 X 线钡餐检查结果可见胃蠕动无力，胃小弯弧线最低点在髂嵴连线以下，结合胃镜检查可明确诊断。

（9）慢性肝病：慢性肝病主要是指慢性肝炎、肝硬化，此

类患者可有纳差、乏力、腹胀等症状。由于肝硬化门脉高压性胃病的存在，慢性肝病的症状与慢性胃炎相似，但此类患者多有肝炎病史，肝功能检测、乙型肝炎和丙型肝炎病毒学检测、胃镜、B 超等检查有助于诊断。

31 慢性胃炎与胃溃疡、胃癌有什么关系?

咨询：我的邻居 5 年前因上腹部疼痛到医院就诊，诊断为慢性胃炎，经治疗很快就好了，前段时间他的胃病又犯了，让他想不到的是经检查不仅患有胃炎，还有胃溃疡和胃癌。我也患有慢性胃炎，现在特别担心，我要问的是：慢性胃炎与胃溃疡、胃癌有什么关系？

解答：这里首先告诉您，慢性胃炎与胃溃疡、胃癌确实有一定的关系。慢性胃炎是临床常见多发病，虽然算不上什么大病，但由于其与胃溃疡、胃癌等的发病有一定的关系，所以也不可小视，应积极进行治疗调养。您想了解一下慢性胃炎与胃溃疡、胃癌有什么关系，下面简单介绍一下，希望对您有所帮助。

（1）慢性胃炎与胃溃疡发病的关系：慢性胃炎与胃溃疡在致病因素和发病机制方面存在着许多共同点，因而胃溃疡的发病与慢性胃炎有着不可避免的联系。目前大多数学者认为，慢性胃炎是胃溃疡的发病因素之一，且已有大量证据证实。①溃疡病几乎均伴有慢性胃炎，慢性溃疡周围均有慢性胃炎，十二指肠溃疡也罕见不伴有慢性胃窦炎者。②胃炎发病部位与胃溃疡好发部位相同，发病率也与之平行。大多数胃溃疡分布于胃体、胃窦腺交界处，随着胃炎的蔓延、胃体腺区缩小，溃疡好发部位也随之上移，而易患高位胃溃疡。③动物实验也证实，患胃炎动物较无胃炎动物易患溃疡病。④患胃炎及溃疡病时，幽门螺杆菌检出率较高，抗幽门螺杆菌治疗可缓解胃炎症状及促进溃疡愈合，且能降低溃疡复发率。

（2）慢性胃炎与胃癌发病的关系：慢性浅表性胃炎是成年人的常见多发病，其随着病情的发展，可发生萎缩性胃炎，严重萎缩性胃炎常有低酸、无酸，并有广泛肠上皮组织转化（化生），有些还合并有异型增生，与胃癌的关系密切。

32 慢性萎缩性胃炎离胃癌有多远？

咨询：我朋友3年前查出患有慢性萎缩性胃炎，前段时间因胃癌去世了。我近段时间总感觉上腹部胀满不舒服，还时常烧心，经胃镜检查确诊为慢性萎缩性胃炎。听说慢性萎缩性胃炎是癌前病变，很容易变癌，我想知道的是：慢性萎缩性胃炎离胃癌有多远？

解答：人们常说慢性萎缩性胃炎是癌前病变，萎缩性胃炎容易转变成胃癌，一想到那可怕的“癌”字，有相当一部分慢性萎缩性胃炎患者忧心忡忡，生怕得上胃癌。其实，大可不必这样，并不是所有的慢性萎缩性胃炎都一定会转变成胃癌，慢性萎缩性胃炎演变成胃癌的概率并不高。

萎缩性胃炎即是指位于胃黏膜的腺体因炎症浸润等原因，逐渐萎缩或消失，其发病率随年龄的增长而明显增多。慢性胃炎演变为胃癌的过程即为浅表性胃炎→萎缩性胃炎→肠上皮组织转化和不典型增生→胃癌。由此可见，萎缩性胃炎到胃癌有一个漫长的过程，其中肠上皮组织转化和不典型增生是该病发展为胃癌的桥梁。胃黏膜被肠型黏膜所替代，就是所谓的胃黏膜肠上皮组织转化，它可吸收胃内的一些有害物质，不能有效解毒，从而形成致癌物质，诱发胃癌。肠上皮组织转化分为完全型和不完全型两种，前者见于各种良性胃病，一般不会致癌；而不完全型肠上皮组织转化由于分化程度低，易导致恶变。胃黏膜不典型增生是指胃黏膜上皮和腺体细胞偏离正常分化，呈异型增生性病变，分轻、中、重 3 度，中、重度的异型增生容易发展为癌。国内外学者对萎缩性胃炎进行的长期追踪观察结果显示，胃癌的发生率与萎缩性胃炎的病史长短及病情的严重程度有关。但经过积极的防治，这类病变还是可以逆转的，所以说萎缩性胃炎并不等于胃癌。

有统计表明，只有少数的慢性萎缩性胃炎患者转变成胃癌，而且这些患者往往伴有重度肠上皮组织转化或不典型增生。因此，患了慢性萎缩性胃炎，也不必忧心忡忡，而应当在积极应用药物治疗的基础上，注意保持良好的情绪，适当参加体育锻炼，结合饮食调养，综合进行调治。

33 慢性胃炎常见的并发症有哪些？

咨询：我吃饭常常饥一顿饱一顿，近半月来总感觉胃痛，还时不时打嗝、吐酸水，前天到医院就诊，经胃镜检查确诊为慢性胃炎。听说慢性胃炎不仅时常胃部疼痛，还容易出现并发症，请您给我讲一讲：慢性胃炎常见的并发症有哪些？

解答：慢性胃炎病程较长，进展缓慢，在其病变过程中常出现一些并发症，较常见的有胃溃疡、上消化道出血、贫血、胃癌、胃息肉等。

（1）胃溃疡：胃溃疡是慢性胃炎最常见的并发症，溃疡一般是在胃炎的基础上发生的。正常的胃黏膜表面由于存在胃黏液和胃黏膜屏障，可保护胃黏膜免受机械、化学刺激的损害和酸性胃液的自身消化，故正常的胃黏膜不会发生溃疡。慢性胃炎时，由于胃黏膜存在明显的炎症刺激，胃黏膜屏障破坏，加上萎缩部位黏膜变薄，抗腐蚀能力下降，不能抵抗氢离子的返渗，从而容易发生溃疡。

（2）上消化道出血：慢性胃炎引起的上消化道出血也不少见，仅次于消化性溃疡和肝硬化，其主要是由于黏膜充血、水肿、糜烂、坏死等损伤毛细血管而导致出血。慢性胃炎引起的上消化道出血一般量不大，不像消化性溃疡引起的出血那样严重，常以黑便为主要表现，但也偶有大出血，出血量大时可突然呕血，并伴有周围循环不足的表现，如头晕、心悸、黑蒙、汗出，甚至休克。确诊慢性胃炎包括应激情况下的急性胃黏膜糜烂引起的出血，主要依靠急诊胃镜检查，通常在 24~48 小时内进行。

（3）贫血：慢性胃炎可并发两种贫血，一种是巨幼红细胞性贫血，即恶性贫血，是由于慢性胃炎患者存在内因子抗体，此抗体与内因子结合后阻止内因子与维生素 B_{12} 结合，而维生素 B_{12} 是红细胞成熟的必需物质，其不足则引起巨幼红细胞性贫血。此类患者具有贫血的一般表现，如头晕、乏力、心悸、面色苍白，血常规红细胞计数偏低，血红蛋白低于 120 克 / 升，而红细胞体积增大。另一种贫血是缺铁性贫血，其成因较多，一是慢性失血所致；二是慢性胃炎患者食欲差，铁及营养成分不足所致。此类患者临床表现为一般贫血的症状和体征，血常规检查红细胞和血红蛋白均偏低，而红细胞体积偏小，故又称为小细胞低色素性贫血。

（4）胃癌：正常胃黏膜处于不断更新和变化中，表面上皮不断脱落，并由胃腺颈部干细胞加以补偿，干细胞可增殖分化，向上移行补偿脱落的上皮，向下移行形成具有特殊功能的细胞，这种动态平衡维持着黏膜的正常结构和功能。因各种原因引起的动态平衡的破坏会导致胃黏膜糜烂、萎缩、溃疡形成乃至癌变。慢性胃炎，尤其是慢性萎缩性胃炎，易发展成胃癌，许多学者将慢性萎缩性胃炎列为胃癌的癌前状态。

（5）胃息肉：胃息肉是临床最常见的良性肿瘤，在胃息肉患者中，多数伴有慢性胃炎，尤其是慢性萎缩性胃炎。胃息肉可发生恶变，息肉增生与萎缩性黏膜病变有关，而腺瘤样息肉可认为是癌前期病变。如息肉表面粗糙、充血、出血或溃疡，提示有继发性炎症或恶变可能，尤其是息肉直径大于2厘米时。

除上述并发症外，慢性胃炎还可并发胃黏膜脱垂、慢性胆囊炎等多种疾病。

34 慢性胃炎的预后如何?

咨询：我是司机，平时吃饭不太规律，患慢性胃炎已经很长一段时间了，吃了不少中药、西药，效果都不太好。昨天从报纸上看到慢性胃炎如果不及时治疗，容易演变为胃溃疡、胃癌等，预后不太好，我特别担心，麻烦您告诉我：慢性胃炎的预后如何?

解答：这里首先告诉您，慢性胃炎患者绝大多数预后良好，只有极少数有癌变的可能。由于各种慢性胃炎的病理改变不尽相同，所以慢性胃炎的预后也各不一样。

（1）慢性浅表性胃炎：慢性浅表性胃炎在临床中最常见，其症状较轻，只要除去诱发胃炎的诱因，症状大多可以缓解。少数自觉症状及病理变化明显者，需要在药物治疗的基础上配合饮食调养、起居调摄等进行调治。慢性浅表性胃炎大多数可以治愈，部分患者可诱发消化性溃疡，只有少数患者发展成慢性萎缩性胃炎。

（2）慢性萎缩性胃炎：尽管慢性萎缩性胃炎的治疗较为困难，不过若能早期发现，及时正确的治疗，病变部位萎缩的腺体还是可以恢复的。慢性萎缩性胃炎有癌变的可能，通常认为，单纯慢性萎缩性胃炎尤其是轻度、中度萎缩性胃炎，癌变率很低，重度慢性萎缩性胃炎伴中到重度肠上皮化生及重度不典型增生者，被认为属癌前期病变，应当引起足够的重视。

（3）胆汁反流性胃炎：胆汁反流性胃炎往往发生于胃大部切除术后或胃肠吻合术后，需消除反流因素才可治愈。有一部分患者可诱发消化性溃疡，也有部分患者伴有萎缩性胃炎。

（4）糜烂性胃炎：糜烂性胃炎多数在浅表性胃炎的基础上发展而来，多因服用解热镇痛药或酗酒等诱发，有时会造成出血。经积极治疗，大多数糜烂性胃炎可以治愈，只有少数糜烂性胃炎发展为胃溃疡。

35 慢性胃炎为什么难根除？

咨询：我今年47岁，患慢性胃炎已有数年，药没少吃，上腹部隐痛不舒服还是时常发作，我们单位有两位同事，也是慢性胃炎老病号，经常吃药。似乎慢性胃炎难以根除，咨询医生也都说慢性胃炎是难以根除的慢性病，我要问的是：慢性胃炎为什么难根除？

解答：慢性胃炎确实是一种难以根除的慢性病。慢性胃炎虽然算不上什么疑难重病，但有相当一部分慢性胃炎患者用了许多方法和药物治疗，却仍时常复发，难以根除。慢性胃炎为什么难以根除呢？通常认为与下列因素有关。

（1）未除去病因：慢性胃炎的发病原因尚不完全明了，与许多因素有关，如物理、化学、药物、精神、遗传、自身免疫反应、饮酒、吸烟、饮食失调、微生物感染等，尤其幽门螺杆菌的感染是慢性胃炎的主要发病原因。如果治疗仅满足于临床症状的控制和消除，病因未除，不仅难根治，也易复发。

（2）与病情有关：慢性胃炎的病情不完全一样，慢性浅表性胃炎病变较轻，经过正确的治疗调养，大多数可以治愈；慢性糜烂性胃炎虽比慢性浅表性胃炎的胃黏膜炎症和病理改变要重，但多数也能治愈；胆汁反流性胃炎需消除反流因素才可治愈，反流的原因不除，病难治愈；慢性萎缩性胃炎较慢性浅表性胃炎、胆汁反流性胃炎和慢性糜烂性胃炎都要重，若能早期发现，及时正确的治疗，病情较轻者病变部位萎缩的腺体还是可以恢复的，不过较重的慢性萎缩性胃炎有癌变的可能，很难治愈。

（3）治疗不彻底：慢性胃炎病程较长，症状不严重，许多患者能够忍耐而拖延治疗，有时随便找点药服用，满足于临床症状的缓解，且一旦缓解，就不再继续服药和自我调理。然症状的缓解并不代表疾病的痊愈，所以遇到不良刺激，病情难免复发。

（4）不重视保健：注意养生保健是慢性胃炎得以顺利康复的重要一环。有相当一部分慢性胃炎患者不重视自我保健，经治疗自觉症状缓解后，就放松规律化的生活起居，饮食饥饱冷热不匀、酗酒、过度吸烟、嗜食辛辣刺激、精神紧张、情绪抑郁、服用刺激性药物，致使胃黏膜的炎症又复发，病情迁延难愈。

36 预防慢性胃炎应从哪些方面入手?

咨询: 我父亲今年63岁，患慢性胃炎多年，1个月前因上消化道出血去世了。我姐姐也患有慢性胃炎，近半年来经常吃药。我虽然没有什么身体不舒服，但担心也患上慢性胃炎，准备采取一些预防措施，但不清楚怎样预防，请问：预防慢性胃炎应从哪些方面入手？

解答: 您的想法完全正确。慢性胃炎常缠绵难愈，虽然有众多的治疗慢性胃炎的方法，但至今尚无特异疗法，况且慢性胃炎可出现胃溃疡、上消化道出血、贫血、胃癌、胃息肉等并发症。因此，采取积极有效的措施，对慢性胃炎进行预防是十分必要的。

中医学早在《黄帝内经》中就提出了“治未病”的预防思想，强调“防患于未然”。对于慢性胃炎来说，其预防应从以下三个方面入手。首先是预防其发生；其次是对于患慢性胃炎的患者及早治疗，既病防变；再者是对处于缓解或初愈恢复阶段的患者注意预防其复发。

（1）未病先防：引起慢性胃炎的原因是多方面的，其预防要在注意饮食调养、起居调节、精神调摄和加强体育锻炼的基础上，慎用对胃黏膜有损害的药物，以达到提高机体抗病能力，防止或减少对胃黏膜的刺激，预防慢性胃炎发生的目的。

（2）既病防变：防患未然是最理想的愿望和目的，但若本病已经发生，就应争取早期诊断、早期治疗，以防止疾病的发展与转变。在防治慢性胃炎的过程中，一定要掌握其发生、发展规律，从而进行有效的治疗。在胃炎初发时，若能明确诊断，辨证无误，并采取相应的治疗措施，一般是能够治愈的。如果发现不及时，或者治疗不对症，用药不当，迁延日久，则会给治疗带来困难，甚至引发并发症，因此要注意早期诊治。在慢性胃炎的治疗中，除注意早期诊治外，还要注意既病防变，采取预见性的治疗措施，防止病情的加重和并发症的发生，如对慢性萎缩性胃炎的肠上皮化生，除了积极治疗外，还要加强随访及定期复查，以防止癌变的发生。

（3）预防复发：慢性胃炎经治疗后，病情得以控制，疾病处于缓解或初愈阶段，此时因病后机体尚处于逐渐恢复状态，胃的功能尚未健全，如生活起居稍有不慎，即有复发之虞，所以注意预防复发也是十分重要的。预防其复发的措施应当是综合的，除饮食调养、起居调节、精神调摄和加强体育锻炼外，还应慎用对胃黏膜有损害的药物，并可结合药膳以继续改善和增强脾胃的功能，促进体内脏腑机能的恢复，增强御病之“正气”。

37 如何通过饮食调养预防慢性胃炎?

咨询：我知道慢性胃炎是一种难以根除的常见病，其发生与饮食不当密切相关，我邻居平时吃饭狼吞虎咽，患有慢性胃炎，现在经常吃药。我也担心会患慢性胃炎，想通过饮食调养预防，但不知道如何调养预防，请问：如何通过饮食调养预防慢性胃炎?

解答： 慢性胃炎确实与饮食不当密切相关。慢性胃炎的发生，饮食失调常为其先导，因此养成良好的饮食习惯，去除不良的饮食嗜好，是预防慢性胃炎发生的重要措施之一。

（1）饮食宜清淡：富含脂肪、胶质的食物，大多难以消化，食物长时间停留于胃肠之中，会导致胃肠运化迟滞缓慢，不仅会影响脾胃的运化功能，同时还会阻碍中焦气机的畅通。饮食清淡，会使人神清气爽，自然疾病少生。清淡膳食以“粥食”为佳，粥食既美味爽口，又易于吸收，具有生津益气之功，且无滞气生痰之弊，为补益脾胃的理想膳食。粥食或药粥的选择，应根据四季的不同而有所区别，春季宜用疏肝生发之属，夏季当用清凉解暑之剂，秋季宜选生津润燥之品，冬季则应多用温养脾胃之物。

（2）搭配要合理：饮食调养是防治慢性胃炎的关键，要减少慢性胃炎的发生，重要的是荤素搭配、五味不偏，若饮食偏嗜，搭配不合理，则难免不发生慢性胃炎。《素问·脏气法时论》中说：“五谷为养，五果为助，五畜为益，五菜为充，气味合而服之，以补精益气。”饮食必须做到合理搭配，全面摄取其营养，才有利于健康。

（3）注意有节制：《素问·痹论》中说：“饮食自倍，肠胃乃伤。”美味佳肴固然于身体有益，但不一定就等于无害。有益的东西食用过量同样可对机体造成危害。为了预防慢性胃炎的发生，饮食要有节制，不能一见所喜就啖饮无度，饮食有度还要做到不要饥饱失常，注意护卫脾胃功能，餐饮要有规律，切实做到定时定量，尽量避免辛辣、生冷、坚硬、肥腻之物，防止伤及脾胃。早、中、晚三餐是人类在长期的历史进程中自然形成的一种最适宜人体需要的饮食规律，一般来说饮食的基本原则应是早吃好、午吃饱、晚吃少，每餐进食以微饱即可。

38 如何通过起居调节预防慢性胃炎？

咨询： 我母亲是慢性胃炎老病号，时常上腹部隐痛不舒服，经常吃药。自从母亲患病后，我特别关注预防调养慢性胃炎方面的知识，昨天从电视上看到日常生活没规律能引发慢性胃炎，通过起居调节可预防慢性胃炎，我想了解一下：如何通过起居调节预防慢性胃炎？

解答： 日常生活要有一定的规律，应符合生理需要，如学习、工作、劳动、休息、睡眠的时间都要有适当的比例，过度安逸和过度疲劳都容易导致疾病的发生，慢性胃炎也是如此。精神过度紧张、身体过于疲劳、起居失去规律，常可导致胃肠分泌和运动功能紊乱，消化机能降低，为慢性胃炎的发生构成条件。

为了预防慢性胃炎的发生，要注意日常起居调节，做到规律化的生活起居。应养成良好的生活习惯，使生活顺从人体生物钟的节拍，每天按时睡觉，按时起床，并制定出生活的时间表。早晨起床后最好到室外去呼吸一下新鲜空气，做些健身活动，工作学习间隙可选择一些使身体放松的活动，如练太极拳、打羽毛球、做工间操等。午睡要有规律，定时间，一般以30~40 分钟为宜。晚上睡前不要看惊险的小说、电视及竞争激烈的体育比赛转播，可到室外散散步，活动放松 15~30 分钟，或用温水泡脚，这样有利于保证高质量的睡眠。有条件时还可利用业余时间种花、养鸟、钓鱼，以使生活更加充实、愉快。同时还要积极治疗鼻腔、口腔、咽喉等部位的慢性疾病，防止分泌物入胃损害胃黏膜。

要注意避免胃部受凉，因为胃部受凉胃的蠕动就要增加，蠕动亢进，产生痉挛，会引起胃脘部疼痛不适，久而久之，可诱发慢性胃炎、消化性溃疡等胃部疾病。平时要注意保暖，尤其是胃脘部的保暖，在夏天不要贪凉而露宿在室外，入睡前要在胃脘部盖上薄单或毛巾等。

39 怎样通过精神调摄预防慢性胃炎？

咨询：我朋友近半年来一直心情不好，前几天患慢性胃炎住院了。我们单位的小马，前段时间与同事闹别扭，听说生气后引起了胃痛，经胃镜检查诊断为慢性胃炎。人们常说百病皆生于气，听说通过精神调摄也能够预防慢性胃炎，我想知道的是：怎样通过精神调摄预防慢性胃炎？

解答：不良情绪不仅会引起一时的食欲减退、恶心呕吐、消化不良，如若情绪一直处于抑郁、不稳定的状态，久而久之，还可引发慢性胃炎、消化性溃疡等多种胃肠疾病。现代研究表明，大脑皮质的功能健全时，可以协调人体各部分的活动，对疾病的发生和病情的轻重都有很大的关系。若一个人处在过度疲劳、忧愁、悲伤、恐怖、紧张的状态下或因为其他因素引起精神创伤，都可使大脑皮质受到影响，以致全身情况变坏引起种种疾病。目前已有充分的证据说明，胃和十二指肠是对刺激最为敏感的器官，慢性胃炎、消化性溃疡等疾病的发生与长期的精神刺激、情绪不稳等诸多因素有密切的关系。还有实验证明，兴奋时胃黏膜充血，分泌物增加，胃运动加强；忧郁时胃黏膜苍白，分泌物减少，胃运动减弱。

不良情绪是导致慢性胃炎发生和影响慢性胃炎患者康复的重要因素，注意精神调摄，保持良好的情绪，不仅是慢性胃炎患者得以顺利康复的重要条件，也是预防慢性胃炎发生的可靠方法。要保持良好的情绪，首先要正确认识自己，对自己的身体素质、知识才能、社会适应能力要有自知之明，要正确面对挫折和失败，遇事莫忧愁，做到知足者常乐。尽量摆脱不必要的烦恼等消极情绪，保持良好的心情，加强文化修养，提高心理素质和思想境界。要安心工作，提倡顾全大局，正确面对现实，此乃保持良好情绪的必要条件。有些人好高骛远，对自己从事的工作总是不满意，甚至是牢骚满腹，怨天尤人，因而产生消极情绪。要善于从工作中找乐趣，变消极情绪为积极情绪，使人始终保持心情舒畅，这样既有利于社会，又有益于个人的身心健康，保持消化功能的正常，以预防慢性胃炎等疾病的发生。

40 预防慢性胃炎有哪十戒?

咨询：我今年50岁，近段时间总感觉上腹部隐痛不舒服，虽然检查胃镜没有发现胃炎、溃疡、胃癌等，但还是不放心。我担心患慢性胃炎，进而出现溃疡、诱发胃癌，准备采取预防措施。听说预防慢性胃炎有十戒，请您告诉我：预防慢性胃炎有哪十戒?

解答：慢性胃炎的发生与饮食失调、精神紧张等诸多因素有关，如若在日常生活中能时刻注意自我调养，克服引发慢性胃炎的诸多因素，预防慢性胃炎的发生是完全能够实现的。要预防慢性胃炎的发生，在日常生活中应注意以下十戒。

（1）戒精神紧张：长期精神紧张会通过大脑皮质影响自主神经功能，使胃壁血管收缩，胃肠功能紊乱，胃酸和胃蛋白酶分泌增多，胃黏膜屏障遭到破坏，导致慢性胃炎发生。

（2）戒过度劳累：过度劳累不仅使人的抗病能力下降，还会致使胃肠等消化器官供血不足，胃液分泌功能失调，从而导致慢性胃炎的发生。

（3）戒饮食失调：饮食失调，饥饱不均对胃有很大的伤害，饥饿时胃中空空，胃黏膜分泌的胃酸和胃蛋白酶很容易伤害胃黏膜；暴饮暴食则会使胃壁过度扩张，这些都容易引发急慢性胃炎。

（4）戒酗酒无度：酗酒的危害是众所周知的，酒精可使胃黏膜发生充血水肿，甚至糜烂出血，对胃黏膜的伤害很大，引发急慢性胃炎是不可避免的。

（5）戒嗜烟成癖：吸烟尤其是嗜烟成癖会引起胃壁血管收缩，使胃黏膜中的前列腺素合成减少，胃黏膜屏障遭到破坏，同时吸烟还可刺激胃酸和胃蛋白酶的分泌，从而易于诱发慢性胃炎。

（6）戒浓茶咖啡：浓茶咖啡都是中枢兴奋剂，能通过神经反射以及直接影响，致使胃黏膜充血、分泌功能失调，胃黏膜屏障遭到破坏，加之浓茶和咖啡对胃黏膜的刺激作用，易发生慢性胃炎。

（7）戒狼吞虎咽：细嚼慢咽不仅有利于食物的消化，也有利于保护胃黏膜。如若进食时狼吞虎咽，食物未经充分咀嚼，势必增加胃的负担，给胃黏膜造成损害，容易发生慢性胃炎。

（8）戒睡前进食："胃不和则卧不安"，睡前进食，不仅影响睡眠，而且会刺激胃酸分泌，给胃肠道增加负担，引发慢性胃炎。

（9）戒不讲卫生：幽门螺杆菌是引发慢性胃炎的重要因素，它可以通过餐具、牙具等相互传染。讲究卫生是阻止幽门螺杆菌感染的有效方法。不讲卫生，则容易感染幽门螺杆菌，诱发慢性胃炎。

（10）戒滥用药物：药物特别是非甾体类抗炎药，如保泰松、阿司匹林、吲哚美辛，以及肾上腺皮质激素类药，都可引起胃黏膜充血、糜烂，形成慢性胃炎。滥用药物是诱发慢性胃炎的重要因素，预防慢性胃炎应力戒滥用药物。

第二章
中医治疗慢性胃炎

提起中医，大家会想到阴阳、五行、舌苔、脉象等，认为中医知识深奥难懂，对疾病的认识与西医不同。本章采取通俗易懂的语言，讲解了中医是怎样认识慢性胃炎的、慢性胃炎的中医分型，以及中医治疗慢性胃炎常用的方药、方法等，以便让大家了解一些中医防治慢性胃炎的知识，合理选择中医治疗慢性胃炎的药物和方法。

01 中医是怎样认识胃的生理功能的？

咨询：我母亲患慢性胃炎已有很长一段时间，吃了不少西药，效果都不太好，医生建议改用中药调理，中医大夫说是胃的功能失调了，属于胃失和降。我知道中医和西医有着不同的理论体系，麻烦您给我讲一讲：中医是怎样认识胃的生理功能的？

解答：这里首先说明一下，中医和西医确实有着不同的理论体系。中医学的理论深奥难懂，希望下面所讲的内容对您了解中医对胃的生理功能的认识有所帮助。

《素问·灵兰秘典论》中说："脾胃者，仓廪之官，五味出焉。"胃是消化系统的主要器官，与脾相互协调，共同完成饮食物的消化和吸收。就胃本身而言，主要有受纳腐熟水谷，主通降的生理功能，并与咽、舌苔有密切的关系。

胃与脾同处中焦，共属土脏，协同完成对饮食物的消化吸收。与脾相比，胃又具有自己的特点，即胃为阳土，喜润恶燥，其气主降。胃为六腑之一，故"泻而不藏"，以通为用。《素问·五脏别论》中说："水谷入胃，则胃实而肠虚；食下，则肠实而胃虚。"指出胃具有传化物而不藏的特点。若胃气不降，则易致食积胃肠，致生胀满疼痛等。

（1）主受纳、腐熟水谷：受纳，是接受和容纳的意思。腐熟，是饮食物经过胃的初步消化，形成食糜的意思。饮食入口，经过食管，容纳于胃，故称胃为“太仓”“水谷之海”。机体的生理活动和气血津液的化生，都需要依靠饮食物的营养，故又称胃为“水谷气血之海”。如《灵枢·玉版》中说：“人之所受气者，谷也；谷之所注者，胃也；胃者，水谷气血之海也。”容纳于胃中的水谷，经过胃的腐熟后，下传于小肠，其精微经脾之运化而营养全身。所以，胃虽有受纳与腐熟水谷的功能，但必须和脾的运化功能配合，才能使水谷化为精微，以化生气血津液，供养全身。饮食营养和脾胃对饮食水谷的运化功能，对于维持机体的生命活动至关重要，所以《素问·平人气象论》中说：“人以水谷为本。”《素问·玉机真脏论》说：“五脏者，皆禀气于胃；胃者，五脏之本也。”说明胃气之盛衰的有无，关系到人体的生命活动及其存亡。李东垣在《脾胃论·脾胃虚实传变论》中说：“元气之充足，皆由脾胃之气无所伤，而后能滋养元气，若胃气之本弱，饮食自倍，则脾胃之气既伤，元气亦不能充，而诸病之所由生也。”临床上诊治疾病，亦十分重视胃气，常把“保胃气”作为重要的治疗原则。故《景岳全书·杂证谟·脾胃》中说：“凡欲察病者，必须先察胃气；凡欲治病者，必须常顾胃气。胃气无损，诸可无虑。”

（2）主通降、以降为和：胃为“水谷之海”，饮食物入胃，经胃的腐熟后，必须下行入小肠，进一步消化吸收，所以说胃主通降，以降为和。由于在藏象学说中，以脾升胃降来概括机体整个消化系统的生理功能，因此胃的通降作用，还包括小肠将食物残渣下输于大肠，及大肠传化糟粕的功能在内。胃的通降是降浊，降浊是受纳的前提条件，所以胃失通降，不仅可以影响食欲，还会因浊气在上发生口臭、脘腹胀闷或疼痛，以及大便秘结等症状。如《素问·阴阳应象大论》中说：“浊气在上，则生䐜胀。”若胃气失于通降，造成胃气上逆，则可出现嗳气酸腐、恶心呕吐、呃逆等。

（3）胃主咽部和舌苔：胃主咽部，是指饮食必须经过咽部，通过食管，才能进入胃中，中医称“咽喉者，水谷之道也”。咽喉与胃关系密切，生理上互相联系，病理上相互影响。胃气顺和，通降正常，则咽喉畅通，不肿不痛，无梗塞之感。胃气不足，通降无权，则咽喉梗阻难咽；胃火炽盛，上及于咽，则咽喉红肿疼痛。胃主舌苔，是指舌苔是由胃气蒸腾所生，因此通过舌苔的色泽、厚薄、润燥等变化，可观察胃及其他脏腑的功能状况。胃气充足，纳运正常，则舌苔薄白，干湿适中，不滑不燥；湿浊痰饮停留于胃，阻遏胃气，纳运失常，则舌苔腻或白腻；食积于胃，浊气上泛，则苔厚腐；火邪犯胃，灼伤胃阴，阴津无以上承，则舌红苔黄燥或起芒刺；胃阴亏虚，不能上蒸，生苔无由，则舌光无苔。正如《形色外诊简摩》中所说：“乃胃气之所熏蒸，五脏皆秉气于胃，故可借以诊五脏之寒热虚实也。”

02 中医为什么说脾胃为“后天之本”？

咨询：我是慢性胃炎老病号，不仅经常上腹部胀满不舒服，食欲不振，还时不时反酸、烧心，近段时间身体更是明显变差了，准备用中药调理一下。中医大夫说脾胃为后天之本，我是脾胃功能不好，身体自然也就变差了，请问：中医为什么说脾胃为“后天之本”？

解答：中医理论认为脾与胃通过经脉相互络属而构成表里关系。胃主受纳，脾主运化，“脾为胃行其津液”，共同完成对食物的消化吸收及其精微的输布，从而滋养全身。如果脾胃功能强健，消化吸收功能正常，人自然健康；如果脾胃功能失调、脾胃虚弱，则消化功能不好，人身体变差也就不足为奇了，所以中医有脾胃为“后天之本”之说。

脾主升，胃主降，相辅相成。脾气升，则水谷之精微得以输布；胃气降，则水谷及其糟粕得以下行。故《临证指南医案》中说：“脾宜升则健，胃宜降则和。”胃属阳土，脾属阴土，胃喜润恶燥，脾喜燥恶湿，二者燥湿相济，阴阳相合，方能完成饮食物的传化过程。所以《临证指南医案》中又说：“太阴湿土得阳始运，阳明燥土得阴自安。”由于脾胃在生理上的相互联系，因而在病理上也是相互影响的，如脾为湿困，运化失职，清气不升，即可影响胃的受纳与和降，可出现食少、呕吐、恶心、脘腹胀满等；反之，若饮食失节，食滞胃脘，胃失和降，亦可影响脾的升清与运化，可出现腹胀泄泻等。《素问·阴阳应象大论》说：“清气在下，则生飧泄；浊气在上，则生䐜胀。”这是对脾胃升降失常所致病症的病理及临床表现的概括。

从脏腑关系的角度来看，食物的消化过程还必须得到肝的协助。正如唐容川在《血证论》中所说：“木之性主于疏泄，食气入胃，全赖肝木之气以疏泄之，而水谷乃化。”说明肝之疏泄条达正常，则气机调畅，可助脾胃运化，使清阳之气升发，水谷精微转输上归于肺；又可助胃受纳腐熟，使浊阴之气下降，食糜不断下达于肠。同时胆附于肝，肝之余气化为“精汁”溢于胆，便为胆汁，肝的疏泄功能正常，使胆能分泌胆汁，排泄到肠腔，直接参加消化活动。正如《医源》所云：“凡入食后，小肠饱满，肠头上逼胆囊，胆汁渍入肠内利传渣滓。”从另一个角度讲，肝脾之间又存在着相互依赖的关系，只有脾胃健运，化生的水谷精微充足，则肝血的来源才旺盛。肝藏血，脾统血，互相协调，共同维持血液的正常运行，以供机体的需要。

人的消化过程是一个完整的过程，脾胃与肝虽有一定的分工，但又必须维持很好的协调。肝的疏泄功能，气机的升降，是人体新陈代谢的枢纽，所以肝在消化过程中亦有重要作用。脾胃在消化系统中是主导脏器，只有清升浊降，才能保证消化生理功能的完成，所以中医学通常把脾与胃并举，称为“后天之本”，正说明脾胃在消化系统中的重要性。

03 中医“脾胃”与西医“脾胃”有什么异同？

咨询：我患慢性胃炎已有很长一段时间，吃了不少西药，效果都不太好，想用中药调理一下，昨天又看了中医，中医大夫说是脾胃不和。听说中医和西医有着不同的理论体系，中医“脾胃”与西医“脾胃”也有不同，请问：中医“脾胃”与西医“脾胃”有什么异同？

解答：的确，中医和西医有着不同的理论体系，中医的“脾胃”与西医的“脾胃”也有不同。日常生活中我们时常可以听到“某某最近心烦口苦、腹胀嗳气，是肝脾不调、肝胃有热”“某某纳差、腹胀、嗳气，神疲乏力，是脾胃虚弱”，这都是中医的认识。若从西医的角度去检查，这些情况绝大多数是胃病，而与肝、脾毫无关系。另有一些人，西医诊断为“慢性肝炎”，而中医则认为是“脾胃病”“肝胃不和”“肝郁脾虚”，不仅按“慢性肝炎”服西药治疗有效，按中医的认识服用中药也同样取得显著的治疗效果。究竟孰是孰非，很多患者无所适从。这其实是由于中西医理论体系的差异，以及中西医对脏腑认识的不同造成的。

就“脾胃”来讲，中医学和西医学都有脾和胃这两个脏器的名称，但由于中医和西医是两门不同的科学体系，故对脾胃解剖、生理的认识虽有相同之处，却也有明显的差异。中西医对脾和胃的形态、功能的描述大致相同，但也有不同之处。中医认为脾具有消化、运输和营养功能，而西医的脾却被列入淋巴系统（免疫系统），认为是人体最大的淋巴器官。关于胃的归属中西医的认识较为统一，都认为是消化器官。关于胃的生理功能中西医认识也基本一致，认为胃的作用是容纳和初步消化食物。而中西医对脾的认识差异很大，中医把脾和胃连在一起称呼，用来概括人体对饮食的消化、吸收和运输的全部功能，这实质上包括西医的胃肠和肝胆等消化器官的功能；而西医认为脾的功能与人体淋巴组织的免疫活动有关。

总之，由于中西医的理论体系不同，中西医对“脾胃”的认识是截然不同的。中医的“脾胃”是一个范围很广的功能学概念，概括了人体对饮食的消化、吸收和营养代谢，故用“后天之本”一词来强调其重要性。西医“脾”和“胃”是功能不相关的两个概念，只包括本身的解剖形态名称及所局限的功能。

04 中医是如何认识慢性胃炎的病因病机的？

咨询：我近段时间总感觉上腹部胀满不舒服，还时不时反酸，经检查诊断为慢性胃炎，正在服用中药治疗。我知道中医和西医不同，中医对慢性胃炎的发病机制有独特的认识，想了解一些这方面的知识，请您给我介绍一下：中医是如何认识慢性胃炎的病因病机的？

解答：正像您所知道的那样，中医和西医不同，中医对慢性胃炎的发病机制有独特的认识。慢性胃炎是西医的病名，是指胃黏膜上皮遭受各种致病因子的侵袭所引起的慢性胃黏膜炎性病变。慢性胃炎主要表现为胃脘饱胀、隐痛、嗳气、食欲不振、吞酸等，属中医学“嗳气”“痞满”“胃脘痛”“纳呆”“嘈杂”“吞酸”等的范畴。

中医认为慢性胃炎的发生与脾胃素弱、饮食不节、情志所伤等因素有关。其病位主要在胃，与肝、脾密切相关，基本病机为脾胃不调，胃失和降，痰、气、湿、热、寒、瘀互阻于胃中，甚至互为因果，使病情反复难愈，并可渐使病情加重。

饮食因素是引发慢性胃炎的主要因素，长期进食生冷、硬物，或饮食过热，或过食辛辣、厚味，或嗜进烟酒，或暴饮暴食，均可伤及脾胃，使胃气壅滞，失于和降；情志因素也是引起慢性胃炎的重要一环，忧思恼怒，气郁伤肝，肝失疏泄，则气机郁滞，横逆犯胃，胃失和降，影响脾胃的正常功能；素体脾胃虚弱，或饥饱失常、生冷所伤，或劳倦过度，或久病损伤脾胃，致使脾胃失于健运，寒邪内生，中焦虚寒，脉络失于温养，也易发生胃脘部疼痛不适等；热病伤阴，或胃火素盛，加之过食辛辣之品，致使胃阴亏虚，失其润降；久病不愈，耗伤气阴，或劳倦过度，伤及中气，致使邪热内蕴，热耗其阴，终成气阴两虚，胃失濡养；久病入络，久痛入络，先在气分，气滞不行，日久则血脉凝涩，胃络受损，气血失和，而致瘀血内停，瘀阻作痛。

05 中医治疗慢性胃炎有哪些优势?

咨询：我是司机，平时吃饭没规律，常常是饥一顿饱一顿，近段时间总感觉上腹部胀满不舒服，昨天到医院就诊，经检查诊断为慢性胃炎。我相信中医，听说中医治疗慢性胃炎是有优势的，请您给我讲一讲：**中医治疗慢性胃炎有哪些优势?**

解答：中医注重疾病的整体调治、非药物治疗和日常保健，有丰富多彩的治疗调养手段，在治疗慢性胃炎方面较西医单纯应用药物治疗有明显的优势。采用中医方法治疗调养慢性胃炎以其显著的疗效和较少的不良反应深受广大患者的欢迎。

（1）强调整体观念和辨证论治：中医认为人是一个有机的整体，疾病的发生是机体正气与病邪相互作用、失去平衡的结果，慢性胃炎的出现更是如此。中医治疗慢性胃炎应在重视整体观的前提下辨证论治。辨证论治是中医的精华所在，同样是慢性胃炎，由于发病时间、地区以及患者机体的反应性不同，或处于不同的发展阶段，所表现的证不同，因而治法也不一样，所谓“证同治亦同，证异治亦异”。切之临床，慢性胃炎有脾胃虚寒型、肝胃不和型、胃阴不足型、寒热错杂型、脾胃湿热型、瘀血停滞型等不同证型存在，辨证论治使治疗用药更具针对性，有助于提高临床疗效。

（2）具有丰富多彩的调治手段：中医有丰富多彩的治疗调养手段，除药物治疗外，还有针灸、按摩、拔罐以及饮食调理、情志调节、运动锻炼、起居调摄等调治方法。在重视药物治疗的同时，采取综合性的措施，配合以针灸、按摩以及饮食调理、情志调节、起居调摄等调治方法进行调治，可发挥综合治疗的优势，是改善或消除慢性胃炎患者自觉症状、恢复胃黏膜正常生理功能、促进慢性胃炎患者逐渐康复的可靠方法，也是现今中医常用的调治慢性胃炎的方法。

（3）具有独具特色的食疗药膳：根据“药食同源”之理论选用饮食药膳调治疾病是中医的一大特色，也是中医调治慢性胃炎的优势所在。很多食物，诸如小米、土豆、萝卜等，不仅营养丰富，而且具有一定的健脾调中、理气和胃的作用，根据具体情况选用这些食物就能补益脾胃，纠正慢性胃炎胃脘部痞满不适、疼痛等症状。有一些食物如薏苡仁、山药、茯苓、山楂等，为药食两用之品，根据辨证结果的不同选择食用则可发挥药物的功效，调治慢性胃炎的功效显著。选用适宜的食物配合以药物或药食两用之品制成的药膳，特别是各种药粥，如开胃粥、薏米粥、萝卜粥、茯苓粥、山楂粥等，具有良好的调整脏腑功能和改善或消除慢性胃炎患者胃脘部胀满不适等症状的作用，依据其功效选择应用以调治慢性胃炎，效果更好。

06 中医治疗慢性胃炎常用的方法有哪些？

咨询： 我今年 36 岁，平时喜欢饮酒，近段时间总感觉上腹部胀满、反酸，饮食也减少了，前天到医院就诊，经检查诊断为慢性胃炎，医生建议服用奥美拉唑，我担心西药有副作用，准备用中医的方法治疗。我想了解一下：中医治疗慢性胃炎常用的方法有哪些？

解答： 您担心西药有副作用，准备采用中医的方法治疗，心情可以理解。在慢性胃炎的治疗中，自我调理占有十分重要的地位，患者及其家属的参与显得尤为重要。

中医注重疾病的整体调治、非药物治疗和日常保健，有丰富多彩的治疗调养手段，在长期的医疗实践中，总结有众多的治疗调养慢性胃炎的方法。中医治疗调养慢性胃炎，强调医生与患者共同参与，互相配合，主张诸疗法配合应用。首先应纠正不合理的生活习惯，在饮食调理、起居调摄的基础上，根据整体观念和辨证论治的原则，选用中药内服和外用进行治疗，同时还可配合以针灸、按摩等非药物疗法进行调治。通过综合调治，确能达到改善或消除慢性胃炎患者胃脘部胀满不适、疼痛等自觉症状，恢复胃黏膜正常生理功能，促进慢性胃炎患者逐渐康复的目的。

内服中药就是利用中药汤剂或中成药口服进行治疗。内服中药治疗慢性胃炎通常根据中医辨证结果的不同而采用不一样的治法和方剂。基本治法有健脾益胃、理气和胃、和胃降逆、温胃散寒、养阴益胃、清胃泻火等；常用的方剂有半夏泻心汤、香砂六君子汤、益胃汤、逍遥散、小建中汤等；常用的中成药有胃舒片、养胃片、舒肝快胃丸、胃乐胶囊等。外用中药主要是利用药物敷贴的方法进行调治。当然，针灸、按摩等非药物疗法调治慢性胃炎也有肯定的疗效。

07 治疗慢性胃炎常用的单味中药有哪些？

咨询：我患慢性胃炎已很长一段时间了，泮托拉唑、硫糖铝等西药没少吃，始终效果不好，听说中药治疗慢性胃炎效果不错，准备改用中药治疗。我知道中药的种类繁多，有一些并不适合治疗慢性胃炎，麻烦您给我介绍一下：治疗慢性胃炎常用的单味中药有哪些？

解答：我国有着丰富的中药资源，中药的种类繁多，本草书籍所载可达数千种，临床常用的单味中药也有数百种之多，不过并不是所有中药都适宜于治疗慢性胃炎，下面介绍几种治疗慢性胃炎常用的单味中药，供您参考。

（1）苍术

性味归经：辛、苦，温。归脾、胃、肝经。

功效应用：燥湿健脾，祛风散寒，明目。《本草纲目》说苍术"治湿痰留饮……及脾湿下流，浊沥带下，滑泻肠风"。适用于湿阻中焦，脾失健运所致脘腹胀闷、呕恶食少、吐泻乏力，以及外感风寒夹湿之表证、风湿痹证等。

用法用量：煎服，5~10 克。

注意事项：阴虚内热者忌服。

（2）山药

性味归经：甘，平。归肺、脾、肾经。

功效应用：益气养阴，补脾肺肾，固精止带。《本草纲目》中谓山药"益肾气，健脾胃，止泻痢，化痰涎，润皮毛"。适用于脾胃虚弱所致脘腹痞胀、纳食减少、面色萎黄、肢倦乏力、腹泻便溏，肺肾亏虚之久咳久喘，肾虚不固之遗精带下，以及阴虚内热、口渴多饮、小便频数等。

用法用量：煎服，10~30 克。研末吞服，每次 6~10 克。补阴生津宜生用；健脾止泻宜炒用。

注意事项：有实邪者忌服。

（3）神曲

性味归经：甘、辛，温。归脾、胃经。

功效应用：消食和胃。《本草纲目》中说神曲"消食下气，除痰逆霍乱泄痢胀满诸气"。《药性论》中说其"化水谷宿食，癥结积滞，健脾暖胃"。适用于饮食积滞所致脘腹胀满、腹痛拒按、嗳腐吞酸、恶心呕吐、食少纳呆、肠鸣腹泻等。

用法用量：煎服，6~15 克。

注意事项：阴虚火盛、无食滞者慎用。

（4）厚朴

性味归经：苦、辛，温。归脾、胃、肺、大肠经。

功效应用：行气，燥湿，消积，消痰平喘。《本草汇言》中说："厚朴，宽中化滞，平胃气之药也。凡气滞于中、郁而不散，食积于胃、羁而不行，或湿郁积而不去，湿痰聚而不散，用厚朴之温可以燥湿，辛可以清痰，苦可以下气也。"适用于湿阻中焦，气滞不利所致脘痞腹胀、腹痛、恶心呕吐；肠胃积滞之脘腹胀满、嗳气吞酸、纳差恶心、大便秘结；以及痰饮喘咳、胸闷等证。

用法用量：煎服，3~10克。

注意事项：孕妇慎用。

（5）砂仁

性味归经：辛，温。归脾、胃、肾经。

功效应用：化湿行气，温中止泻，理气安胎。《本草纲目》中说砂仁"补肺醒脾，养胃益肾，理元气，通滞气，散寒饮胀痞，噎膈呕吐，止女子崩中，除咽喉口齿浮热，化铜铁骨梗"。适用于湿阻中焦及脾胃气滞所致胸脘痞闷、腹胀食少，脾胃虚寒之腹痛泄泻，以及气滞胎动不安、妊娠恶阻等。

用法用量：煎服，5~10克。宜后下。

注意事项：阴虚有热者不宜用。

（6）黄连

性味归经：苦，寒。归心、肝、胆、脾、胃、大肠经。

功效应用：清热燥湿，泻火解毒。适用于温热病高热烦躁、神昏谵语，血热妄行之衄血、吐血，湿热中阻之脘腹痞满、恶心呕吐、泄泻痢疾，胃火炽盛之呕吐吞酸、消谷善饥，以及暑温、黄疸、目赤肿痛、皮肤湿疹、痈肿疔疖、口舌生疮、牙痛等。

用法用量：煎服，2~10 克；研末吞服，1~1.5 克，每日 3 次。炒用能降低寒性，姜汁炙用清胃止呕，酒炙清上焦火，猪胆汁炒泻肝胆实火。

注意事项：本品大苦大寒，过服久服易伤脾胃，脾胃虚寒者忌服。苦燥伤津，阴虚津伤者慎用。

（7）佛手

性味归经：辛、苦、酸，温。归肝、脾、胃、肺经。

功效应用：疏肝理气，和胃止痛，燥湿化痰。《本草便读》中说佛手“理气快膈，惟肝脾气滞者宜之”。适用于肝郁气滞及肝胃不和之胸胁胀痛，脾胃气滞之脘腹胀痛、呕恶食少，以及久咳痰多、胸闷胁痛等。

用法用量：煎服，3~10 克。

注意事项：阴虚火旺、无气滞者慎用。

（8）陈皮

性味归经：辛、苦，温。归脾、肺经。

功效应用：理气健脾，燥湿化痰。陈皮味辛能散，苦能泄，温能通，善于理气健脾、燥湿化痰，为脾肺二经气分药。既能用于脾胃气滞之脘腹胀满、不思饮食、恶心呕吐，又能用于痰湿壅肺之咳嗽痰多、胸闷气喘等。

用法用量：煎服，3~10 克。

注意事项：实热及阴虚内热者应慎用。

（9）瓦楞子

性味归经：咸，平。归肺、胃、肝经。

功效应用：消痰软坚，化瘀散结，制酸止痛。《医林纂要》中说瓦楞子“去一切痰积，血积，气块，破癥瘕，攻瘰疬”。适用于瘰疬瘿瘤、癥瘕痞块。由于其具有制酸止痛之功效，所以也用于治疗胃酸过多、肝胃不和之胃痛吐酸等证。

用法用量：煎服，10~15 克，宜先煎。研末服，每次 1~3 克。生用消痰散结，煅用制酸止痛。

注意事项：无痰积及胃酸缺乏者不宜用。

（10）莱菔子

性味归经：辛、甘，平。归脾、胃、肺经。

功效应用：消食除胀，降气化痰。《医学衷中参西录》中称："莱菔子，无论或生或炒，皆能顺气开郁，消除胀满，此乃化气之品，非破气之品。"莱菔子味辛能行散，消食化积之中尤善行气消胀通便。适用于食积气滞所致的脘腹胀满、嗳气吞酸、腹痛，以及咳喘痰多、胸闷食少、大便秘结等证。

用法用量：煎服，6~10 克。生用吐风痰，炒用消食下气化痰。

注意事项：本品辛散耗气，气虚及无食积、痰滞者慎用。不宜与人参同用。

08 治疗慢性胃炎的著名方剂有哪些？

咨询：我近段时间总感觉上腹部隐痛不舒服，昨天到医院就诊，经检查诊断为慢性胃炎，正在服用中医汤剂治疗，用的中药方子是《校注妇人良方》中的六君子汤。听说治疗慢性胃炎的方剂有很多，其中不乏著名者，我想了解一下：治疗慢性胃炎的著名方剂有哪些？

解答： 治疗慢性胃炎的方剂确实有很多，这当中最著名的当数温胆汤、平胃散、六君子汤、小建中汤、半夏泻心汤和参苓白术散，下面将其组成、用法、功效、主治、方解介绍如下。

（1）温胆汤（《三因极一病证方论》）

组成：陈皮9克，半夏、枳实、竹茹各6克，茯苓5克，炙甘草3克，生姜3片，大枣5枚。

用法：每日1剂，水煎取汁，分早晚2次服。

功效：理气化痰，清胆和胃。

主治：胆胃不和，痰热内扰。症见眩晕，呕吐，胸闷痰多，脘痞腹胀，虚烦难眠，癫痫等。

方解：方中以半夏为主，降逆和胃，燥湿化痰；以竹茹为辅，清热化痰，止呕除烦；枳实行气消痰，使痰随气下；佐以陈皮理气燥湿，茯苓健脾渗湿，使湿去痰消；使以生姜、大枣、甘草益脾和胃而协调诸药。综合全方，共奏理气化痰、清胆和胃之效。

（2）平胃散（《太平惠民和剂局方》）

组成：苍术2500克，厚朴、陈皮各1560克，甘草900克。

用法：共为细末，每次6~9克，每日2次，生姜、大枣煮水调服。

功效：燥湿运脾，行气和胃。

主治：湿困脾胃，运化失常。症见脘腹胀满，口淡食少，恶心呕吐，嗳气吞酸，倦怠嗜卧，身重酸楚，大便溏薄，舌苔白腻而厚，脉缓。

方解：方中重用苍术为主药，以其苦温性燥，最善除湿运脾；辅以厚朴行气化湿，消胀除满；佐以陈皮理气化滞；使以甘草甘缓和中，调和诸药，生姜、大枣调和脾胃。诸药相合，可使湿浊得化，气机调畅，脾胃复健，胃气和降，则诸症自除。

（3）六君子汤（《校注妇人良方》）

组成：人参10克，白术、茯苓、陈皮各9克，半夏12克，甘草6克。

用法：每日1剂，水煎取汁，分早晚2次服。

功效：健脾益气，和胃化痰。

主治：脾胃气虚兼有痰湿。症见不思饮食，恶心呕吐，胸脘痞闷，大便不实，或咳嗽痰多稀白等。

方解：方中人参、白术、茯苓、甘草取四君子汤之意以健脾益气，配半夏、陈皮化痰降逆止呕，同时以甘草调和诸药。全方补脾气，化痰湿，使扶脾治本中兼化痰湿，为标本兼顾之方。

（4）小建中汤（《伤寒论》）

组成：桂枝9克，芍药18克，炙甘草6克，生姜10克，大枣4枚，饴糖30克。

用法：每日1剂，先将前5味水煎2次，去渣取汁，兑入饴糖，分早晚2次温服。

功效：温中补虚，和里缓急。

主治：虚劳里急。症见腹中时痛，温按则痛减，舌质淡苔白，脉细弦而缓；或心中悸动，虚烦不宁，面色无华。

方解：本方即桂枝汤倍芍药加饴糖而成。方中甘温质润之饴糖为主药，益脾气而养脾阴，温补中焦，兼可缓肝之急，润肺之燥；桂枝温阳气，芍药益阴血，共为辅药；炙甘草甘温益气，既助饴糖、桂枝益气温中，又合芍药酸甘化阴而益肝滋脾，为佐药；生姜温胃，大枣补脾，合而升腾中焦生发之气而行津液，和营卫，并为佐药。六味药配合，于辛甘化阳之中，又具酸甘化阴之用，共奏温中补虚、和里缓急之功。中气建，化源足，则五脏有所养，里急腹痛、手足烦热、心悸虚烦可除。

（5）半夏泻心汤（《伤寒论》）

组成：半夏9克，黄芩、干姜、人参、炙甘草各6克，黄连3克，大枣4枚。

用法：每日1剂，水煎取汁，分早晚2次服。

功效：和胃降逆，开结除痞。

主治：寒热互结，胃气不和。症见心下痞满，干呕或呕吐，肠鸣下利，舌苔薄黄而腻，脉弦数。

方解：方中半夏和胃消痞、降逆止呕，为主药；痞因寒热错杂，气机痞塞而成，故用黄连、黄芩苦寒降泻除其热，干姜、半夏辛温开结散其寒；佐以人参、甘草、大枣甘温益气，以补脾胃之虚，而复其升降之职。七味相配，寒热并用，辛开苦降，补气和中，自然邪去正复，气得升降，诸症悉平。

（6）参苓白术散（《太平惠民和剂局方》）

组成：莲子肉、薏苡仁、缩砂仁、桔梗各500克，白扁豆750克，白茯苓、人参、白术、山药、甘草各1000克。

用法：将上药共为细末，每次6克，每日2~3次，枣汤调服。

功效：益气健脾，渗湿止泻。

主治：脾胃虚弱。症见食少便溏，或吐或泻，四肢乏力，形体消瘦，胸脘闷胀，面色萎黄，舌质淡，舌苔白，脉细缓或虚缓。

方解：方中以四君子汤补脾胃之气为主药；配以白扁豆、薏苡仁、山药之甘淡，莲子之甘涩，辅以白术健脾，又能渗湿而止泻；加之砂仁辛温芳香醒脾，佐四君子更能使中州运化，则上下气机贯通，吐泻可止。桔梗为手太阴肺经引经药，配入本方，如舟楫载药上行，达于上焦以益肺。各药合用，补其虚，除其湿，行其滞，调其气，调和脾胃，则诸症自除。

09 中医治疗慢性胃炎常用的治法有哪些？

咨询：我患慢性胃炎已很长一段时间，吃了不少西药，效果都不太好，前几天找中医就诊，他说我属于胃阴亏虚，应以养阴益胃为法，服中药3剂，病已好了大半。听说中医治疗慢性胃炎有不同的治法，我要问的是：中医治疗慢性胃炎常用的治法有哪些？

解答：中医治疗疾病强调辨证论治，宋大夫说您的情况属于胃阴亏虚，治疗当然应以养阴益胃为法。辨证准确，治法得当，所以您服中药3剂，病已好了大半。

中医治疗慢性胃炎的治法有很多，但就临床来看，尤以以下治法较为常用。当然，由于慢性胃炎的发病机制是复杂多样的，所以在具体运用其治法时，常常是诸法相互配合，结合应用，以更具针对性，有助于提高临床疗效。

（1）健脾益胃法：此法主要用于治疗慢性胃炎患者出现脾胃虚弱证者。常由饮食不节，饥饱失常，或劳倦伤中，导致胃气虚损所致，常见症状有胃脘部隐隐作痛，按之觉舒，不思饮食，食后胀甚，时作嗳气，口淡不渴，面色萎黄，倦怠乏力，舌质淡，苔薄白，脉虚弱。常用方剂有健脾丸、补中益气汤、四君子汤、香砂六君子汤等，常用药物有党参、白术、茯苓、木香、陈皮、砂仁、山药、黄芪等。

（2）解表和中法：此法主要用于治疗慢性胃炎患者早晚不慎受凉，寒湿之邪侵袭胃腑者。常见症状有脘腹胀闷疼痛，伴恶心呕吐，或身体倦怠，兼见恶寒发热等。常用方剂有藿香正气散、藿朴夏苓汤等，常用药物有藿香叶、紫苏叶、茯苓、陈皮、半夏、建曲、厚朴等。

（3）养阴益胃法：此法主要用于治疗慢性胃炎患者出现阴液耗损，胃阴亏虚者。常见症状为胃脘部隐隐作痛，灼热不适，嘈杂似饥，口干食少，大便干燥，舌红少津，脉细数等。常用方剂有益胃汤、沙参麦冬汤等，常用药物有沙参、麦冬、玉竹、白芍、乌梅、石斛、天花粉等。

（4）理气和胃法：此法主要用于治疗慢性胃炎患者出现情志不舒，肝气郁结，不得疏泄，横逆犯胃者。常见症状为胃脘部胀痛，痛连两胁，嗳气频作，咽部有梗塞感，大便不畅，因情志因素而发作或加重，舌苔薄白，脉弦。常用方剂有逍遥散、柴胡疏肝散等，常用药物有柴胡、香附、枳壳、木香、陈皮、延胡索、川楝子等。

（5）消食导滞法：此法主要用于治疗慢性胃炎患者出现食滞胃脘，停积不化者。主要症状为胃脘部胀满，嗳腐吞酸，恶心呕吐（吐后或得矢气则胀痛减轻），舌苔厚腻，脉弦滑。常用方剂有保和丸、消食导滞丸等，常用药物有陈皮、半夏、莱菔子、山楂、建曲、麦芽、厚朴等。

（6）和胃降逆法：此法主要用于治疗慢性胃炎患者因外感或内伤，饮食失节而损伤胃腑，导致胃失和降，胃气上逆者。

主要症状为恶心呕吐，嗳气呃逆，反胃，或朝食暮吐，暮食朝吐，舌淡苔薄白或腻，脉弦。常用方剂有旋覆代赭汤、丁香散、橘皮竹茹汤等，常用药物有旋覆花、代赭石、半夏、陈皮、竹茹、丁香、柿蒂、生姜等。

（7）清胃泻火法：此法主要用于治疗慢性胃炎患者出现胃热证者。多因饮食不慎，湿浊停胃，积滞不化，郁而化热，湿热内扰胃腑所致。常见症状为胃脘嘈杂而兼恶心吐酸，口渴喜冷饮，心烦易怒，多食易饥，或见胸闷不思饮食，舌质红，苔黄，脉弦数。常用方剂有丹栀逍遥散、左金丸、清胃散等，常用药物有黄连、栀子、茯苓、陈皮、半夏、竹茹、丹皮等。

（8）温胃散寒法：此法主要用于治疗慢性胃炎患者出现寒邪犯胃证者。多因患者平素恣食生冷，寒积于中，或寒邪直中胃腑所致。常见症状为胃脘冷痛，呕吐清涎，畏寒喜暖，胃脘部疼痛得热则减，口不渴，舌质淡，苔薄白，脉弦紧。常用方剂有理中丸、良附丸等，常用药物有高良姜、香附、陈皮、吴茱萸、丁香、佛手、荜澄茄等。

（9）活血化瘀法：此法主要用于治疗慢性胃炎患者出现瘀血阻滞胃腑证者。多因患者病程已久，导致瘀血阻滞所致。常见症状为胃脘部疼痛，如针刺或刀割，痛有定处而拒按，舌质紫暗或有瘀斑，脉涩或弦涩。如瘀痛时间较长，损伤络脉，血不循经，则可上溢出现吐血，下溢出现便血。常用方剂有血府逐瘀汤、失笑散、桃红四物汤等，常用药物有蒲黄、五灵脂、丹参、青皮、枳壳、木香、三七粉、郁金、白及等。

10 中医通常将慢性胃炎分为几种证型？

咨询： 我患有慢性胃炎，不仅总感觉上腹部胀满，还时常反酸，吃了不少西药，效果都不太好。听说中医辨证分型治疗效果不错，前几天又看了中医，中医大夫说属于肝胃不和型，服用了他开的中药，情况好多了。我想了解一下：中医通常将慢性胃炎分为几种证型？

解答： 中医治疗慢性胃炎是根据不同患者的不同病情，也就是不同的分型来辨证治疗的，的确效果不错。

根据慢性胃炎发病机制和临床表现的不同，中医通常将其分为脾胃虚寒型、肝胃不和型、胃阴不足型、寒热错杂型、脾胃湿热型、瘀血停滞型 6 种基本证型。

（1）脾胃虚寒型：主要表现为胃脘部隐隐作痛，喜温喜按，得热痛减，饥而痛增，进食后痛减，泛吐清水，纳差脘痞，大便溏薄，神疲乏力，甚则四肢不温，舌质淡，苔薄白或腻，脉虚弱或迟缓。

（2）肝胃不和型：主要表现为胃脘部胀满，两胁胀痛，纳差脘痞，胸闷喜叹息，嗳气频繁，反酸恶心，每因情志因素而加重，大便不畅，舌质淡红，苔薄白，脉弦。

（3）胃阴不足型：主要表现为胃脘部隐隐作痛，上腹部不适，脘胀微微，灼热不适，嘈杂似饥，消瘦食少，五心烦热，口干咽燥，大便秘结，舌质红，少苔或无苔少津，脉细数。

（4）寒热错杂型：主要表现为胃脘部隐痛或冷痛，脘腹痞胀不适，喜温喜按，胃脘有灼热感，反酸嘈杂，口苦或口淡，纳差恶心，肠鸣便溏，神疲乏力，舌质淡或红，苔薄黄或黄白相间，脉滑或沉细。

（5）脾胃湿热型：主要表现为胃脘部胀满疼痛，嘈杂灼热，头晕目眩，头重如裹，身重肢倦，恶心呕吐，不思饮食，口渴口苦，小便色黄，大便不畅，舌质红，舌体胖边有齿痕，苔黄腻，脉沉滑。

（6）瘀血停滞型：主要表现为胃脘部疼痛，痛有定处而拒按，呈刺痛或刀割样疼痛，食后痛甚，或有吐血或黑便，舌质黯或见瘀斑，脉涩或弦涩。

11 中医辨证治疗慢性胃炎的思维模式是怎样的？

咨询：我是位中医爱好者，平时喜欢吃中药调治身体，我父亲患有慢性胃炎，吃了不少西药，效果都不太好，我想让他用中医调理一下。我知道中医治病有一定思维模式，掌握了思维模式可少走弯路，请问：中医辨证治疗慢性胃炎的思维模式是怎样的？

解答：的确像您所说的那样，中医治疗疾病有一定的思维模式。就中医辨证治疗慢性胃炎来讲，在明确辨治思路的前提下，还要弄清思维模式，只有这样才能少走弯路，做到辨证准确，治疗方法合理，疗效才好，这也是慢性胃炎患者的愿望所在。下面通过典型病例，给您介绍一下中医辨证治疗慢性胃炎的思维模式，希望对您能有所帮助。

（1）辨证诊治的思维程序：依据辨证思维程序，我们面对一个患者，首先要详细了解患者的病情，结合相关的检查，进行鉴别诊断，以确立慢性胃炎的诊断，分清是慢性浅表性胃炎、慢性萎缩性胃炎，还是其他类型的慢性胃炎，明确中医之病名。在这当中，还应注意与慢性胆囊炎、消化性溃疡、功能性消化不良、慢性肝炎等疾病相鉴别。然后通过进一步分析，确立疾病的性质，分辨出是脾胃虚寒型、肝胃不和型、胃阴不足型、寒热错杂型，还是脾胃湿热型、瘀血停滞型，并注意其兼证、并见证等。接着根据辨证分型的结果，确立相应的治法、方药及用法等。

（2）示范病例：朱某，男，39 岁，工人，2003 年 5 月 22 日初诊。患者胃脘部隐隐作痛、闷胀不适反复发作 5 年，每于饥饿时尤甚，得食则疼痛缓解，但食后闷胀难受，曾在某医院诊治，经纤维胃镜等检查，诊断为慢性浅表性胃炎，经常服用盖胃平、雷尼替丁等以缓解症状。半月来胃脘部疼痛再现，再服上述药物症状不减，来诊时患者胃脘部隐隐作痛，灼热反酸，嘈杂不已，似饥而不欲食，口燥咽干，五心烦热，消瘦乏力，口渴思饮，大便干结，查其舌质红，苔薄少，脉细数。肝炎病毒标志物抗 –HAV、抗 –HCV、HBsAg 均为阴性，血清淀粉酶及肝功能正常，B 型超声波检查肝、胆、脾、肾无明显异常，胃镜检查提示慢性浅表性胃炎。

第一步：明确中西医诊断。根据望、闻、问、切所得的资料，通过综合分析，中医可诊断为胃脘痛。从西医的角度来看，应考虑慢性胃炎、胃及十二指肠溃疡、胃癌、慢性肝炎、慢性胆囊炎、胰腺炎等，胃镜检查提示慢性浅表性胃炎，肝炎病毒标志物抗 -HAV、抗 -HCV、HBsAg 均为阴性，血清淀粉酶及肝功能正常，B 型超声波检查肝、胆、脾、肾无明显异常，据此西医诊断为慢性浅表性胃炎。

第二步：确立疾病的性质，分辨出证型。患者胃脘部隐隐作痛，灼热反酸，嘈杂不已，似饥而不欲食，口燥咽干，五心烦热，消瘦乏力，口渴思饮，大便干结，舌质红，苔薄少，脉细数。火郁伤阴，津液内耗，则出现胃阴亏虚。虚火暗灼，故胃脘隐隐作痛，灼热反酸，嘈杂不已；火燥津伤，故口燥咽干，五心烦热，口渴思饮，大便干结；舌红、苔少、脉细数均为阴虚内热之象。本病病位在中焦胃脘，主要责之于脾胃，一派阴虚之象，加之病程较长，无明显的实象，故可辨为虚热证，属于胃脘痛之胃阴不足证。

第三步：确立治法、方药及用法。根据治病必求于本的原则，治当滋阴益胃，和中止痛，方选一贯煎合芍药甘草汤加减。基本用药为：沙参 15 克，麦冬 15 克，生地 12 克，枸杞子 15 克，当归 12 克，川楝子 9 克，白芍 15 克，香橼 10 克，黄连 12 克，吴茱萸 6 克，栀子 15 克，陈皮 12 克，麦芽 18 克，山楂 15 克，甘草 6 克，大枣 6 枚。用法为每日 1 剂，水煎取汁，分早晚 2 次服。

在服药治疗的同时，还要注意保持心情舒畅和生活规律，重视饮食调养，忌食辛辣油腻之品，宜食清淡易消化食物，以配合治疗。

12 中医是怎样辨证治疗慢性胃炎的?

咨询：我近段时间总感觉上腹部胀满、隐痛，还时常打嗝、烧心，前天到医院就诊，经检查诊断为慢性胃炎。我相信中医，听说根据辨证分型选择治法、方药，用中药汤剂治疗效果不错，想进一步了解一下，麻烦您给我讲一讲：中医是怎样辨证治疗慢性胃炎的?

解答：辨证论治是中医的特色和优势，有什么样的证型就要用什么类的药，药证相符，方能取得好的疗效。根据慢性胃炎发病机制和临床表现的不同，中医通常将其分为脾胃虚寒型、肝胃不和型、胃阴不足型、寒热错杂型、脾胃湿热型、瘀血停滞型6种基本证型进行辨证治疗。下面简要介绍一下选方用药，供您参考。

（1）脾胃虚寒型：治疗应以温中健脾、和胃止痛为原则，方选黄芪建中汤加减。基本用药有黄芪、茯苓、白术、煅瓦楞子各15克，桂枝、半夏、延胡索、白芍、干姜各10克，陈皮、建曲、麦芽各12克，黄连、甘草各6克，吴茱萸5克，大枣6枚，并注意随症加减。其用法为每日1剂，水煎取汁，分早晚2次服。

（2）肝胃不和型：治疗应以疏肝解郁、理气止痛为原则，方选柴胡疏肝散加减。基本用药有柴胡、香附、陈皮、延胡索、建曲、麦芽、山楂各12克，白芍15克，枳壳、旋覆花、赤芍、川楝子各 10 克，川芎 9 克，甘草 6 克，并注意随症加减。其用法为每日 1 剂，水煎取汁，分早晚 2 次服。

（3）胃阴不足型：治疗应以养阴益胃、和中止痛为原则，方选益胃汤加减。基本用药有北沙参、白芍各 15 克，生地、麦冬、当归、石斛、佛手、枸杞子、五味子、建曲各 12 克，延胡索、香橼皮各 10 克，吴茱萸 3 克，黄连、甘草各 6 克，并注意随症加减。其用法为每日 1 剂，水煎取汁，分早晚 2 次服。

（4）寒热错杂型：治疗应以寒热并用、辛开苦降、理气和胃为原则，方选半夏泻心汤加减。基本用药有党参、茯苓、白芍、乌贼骨、蒲公英各 15 克，姜半夏、陈皮、建曲各 12 克，黄芩、黄连、延胡索、佛手各 10 克，干姜、甘草各 6 克，大枣 6 枚，并注意随症加减。其用法为每日 1 剂，水煎取汁，分早晚 2 次服。

（5）脾胃湿热型：治疗应以清热化湿、理气宽中为原则，方选黄连温胆汤加减。基本用药有茯苓、丹参、煅瓦楞子、蒲公英各 15 克，黄连、栀子、竹茹、陈皮、建曲各 12 克，半夏、枳实、通草各10克，白豆蔻9克，木香、砂仁各6克，吴茱萸、甘草各 5 克，并注意随症加减。其用法为每日 1 剂，水煎取汁，分早晚 2 次服。

（6）瘀血停滞型：治疗应以活血化瘀、和胃止痛为原则，方选失笑散合丹参饮加减。基本用药有茯苓、白芍各 15 克，丹参、陈皮、建曲、麦芽各 12 克，蒲黄、半夏、五灵脂各 10 克，三七、吴茱萸各 3 克，黄连、檀香、砂仁、大黄、甘草各 6 克，并注意随症加减。其用法为每日 1 剂，水煎取汁，分早晚 2 次服。

13 中医治疗慢性胃炎常见的失误原因有哪些?

咨询：我今年52岁，自学过中医，我的朋友中有几位慢性胃炎患者问我用中药调理胃炎效果如何，会不会吃了很多中药却没有效果。请您告诉我：中医治疗慢性胃炎常见的失误原因有哪些?

解答：分析研究中医治疗慢性胃炎常见的失误原因，对确立正确的治法、方药，提高中医治疗慢性胃炎的临床疗效，有重要的现实意义。就中医辨证治疗慢性胃炎来讲，其失治、误治的原因是多方面的，归纳起来主要有以下几个方面。

（1）忽视鉴别，诊断失误：慢性胃炎的临床表现颇不规律，且无典型症状，与胃及十二指肠溃疡、胃癌、慢性肝炎、慢性胆囊炎、胰腺炎等有诸多相似之处，如果临证时忽视鉴别诊断，诊查不细致，缺少辅助检查，容易出现诊断失误。在临床中将胃及十二指肠溃疡误诊为慢性胃炎，将早期胃癌误诊为慢性胃炎的情况时有发生。

（2）虚实不分，辨证失误：就临床来看，慢性胃炎有实证、虚证，也有虚实错杂之证，可分为脾胃虚寒型、肝胃不和型、胃阴不足型、寒热错杂型、脾胃湿热型和瘀血停滞型。如果临证时辨证不细致，虚实不分，拘泥于临床经验，一见胃痛隐隐、口燥咽干就按胃阴不足型治疗，一出现胃痛隐隐、喜温喜按就只考虑脾胃虚寒，或只注意临床常见的证型而忽视其兼证和并见证，极易出现辨证失误。

（3）盲目止痛，用药失误：胃脘部疼痛是慢性胃炎的主要症状，理气止痛是其主要治法之一，所以有相当一部分医生见病套药，盲目止痛，把理气止痛当成治疗慢性胃炎的法宝，割裂理气止痛与其他治法的关系，结果出现治法和用药失误。临床中只治标不治本，不加辨证地见酸止酸、见胀消胀、见嗳气就降气导致的失误时常可以见到。

（4）轻信偏方，自作主张：偏方治病在民间源远流长，日常生活中人们有采用偏方治疗胃病的习惯，不过尽管有许多治疗慢性胃炎的偏方，但至今仍没有哪一个偏方一用就能彻底治好所有的慢性胃炎，偏方也有其不同的适用范围，所以应用偏方一定要慎重。有的慢性胃炎患者轻信偏方、验方，不找医生诊治，自作主张应用偏方、验方，因此导致的失误常有发生。

（5）不遵医嘱，疏于调养：人们常说胃病三分治、七分养，自我调养在慢性胃炎的治疗中占有十分重要的地位。不遵医嘱、疏于自我调养、生活无规律、饮食无节制、长期心情抑郁及吸烟饮酒等行为，会直接影响慢性胃炎的治疗和康复。慢性胃炎经治疗病情稳定、症状消失，因饮食不注意、饮酒以及生气等致使病情反复者，经常可以见到。

14 如何选用单方、验方治疗慢性胃炎?

咨询: 我近段时间总感觉上腹部胀满、隐痛、烧心，昨天到医院就诊，经检查诊断为慢性胃炎。我相信中医，知道中医治疗疾病手段多、不良反应少，听说单方、验方治疗慢性胃炎的效果不错，我要问的是：**如何选用单方、验方治疗慢性胃炎?**

解答: 确实像您所说的那样，中医治疗疾病手段多、不良反应少，单方、验方治疗慢性胃炎的效果不错。您患有慢性胃炎，想选用单方或验方治疗是可行的。

《辞海》(第七版)载:“单方，民间流传的药物组成较为简单的药方。”单方是指药味不多，取材便利，对某些病证具有独特疗效的方剂。单方治病在民间源远流长，享有盛誉,“单方治大病”之说几乎有口皆碑，深入人心。在长期的医疗实践中，人们总结了众多行之有效的治疗慢性胃炎的单方。采用单方治疗慢性胃炎，方法简单易行，经济实惠，深受广大患者的欢迎。

验方是经验效方的简称。千方易得，一效难求，古今多少名医，毕其一生精力，在探求疾病的治疗中，反复尝试，反复验证，创造了一个个效验良方，此即验方。验方是医务界的同道在继承总结前人经验的基础上，融汇新知，不断创新，总结出的行之有效的经验新方。不断发掘整理名医专家治疗慢性胃炎的经验效方，对于指导临床实践，提高治疗慢性胃炎的临床疗效，无疑具有举足轻重的作用。

单方、验方治疗慢性胃炎效果虽好，也只是中医调治慢性胃炎诸多方法中的一种，若能与饮食调理、起居调摄等调养方法相互配合，采取综合性的治疗措施，其临床疗效可大为提高。需要说明的是，用于治疗慢性胃炎的单方、验方较多，各有其适用范围，且患者存在个体差异，病情轻重不一，加之部分方剂还含有毒性药物，因此在应用单方、验方时，一定要在有经验的医师的指导下进行，做到根据病情辨病辨证选方用方，依单方、验方的功效和适应证仔细分析、灵活运用，并注意随病情的变化及时调整用药，切忌死搬硬套。

15 治疗慢性胃炎常用的单方有哪些?

咨询：我今年57岁，患慢性胃炎已有一段时间，服用过西药雷尼替丁、复方铝酸铋，效果都不太好。我知道单方也能治大病，听说有一些中药单方治疗慢性胃炎的效果不错，麻烦您给我介绍一下：治疗慢性胃炎常用的单方有哪些?

解答：人们常说“单方治大病”，单方应用得当确实能治疗慢性胃炎，有效缓解慢性胃炎患者上腹部胀满、隐痛、烧心、反酸等诸多不适。下面选取几则常用者，从处方、用法、主治三方面予以介绍，供您参考。

处方一

处方：麦芽、谷芽各30克。

用法：将上药共研为细末，每次6克，每日3次，温开水送服。

主治：慢性胃炎出现消化不良症状者。

处方二

处方：白花蛇舌草、半枝莲各15克。

用法：每日1剂，水煎取汁，分早晚2次服。

主治：慢性胃炎肠上皮化生者。

处方三

处方：橘皮10克，生姜5克。

用法：每日1剂，水煎取汁，分早晚2次服。

主治：慢性胃炎胃寒之胃脘部痞满、呕吐者。

处方四

处方：佛手、苏梗各10克。

用法：每日1剂，水煎取汁，分早晚2次服。

主治：慢性胃炎气滞之胃脘胀满疼痛者。

处方五

处方：炒枳实12克，炒白术18克。

用法：将炒枳实、炒白术共研为细末，制成散剂，每次3~6克，每日2~3次，温开水送服。

主治：慢性胃炎脘腹痞满，不思饮食，嗳腐吞酸，大便溏泻者。

处方六

处方：鲜紫苏叶 15 克，生姜 3 片，大枣 5 枚。

用法：每日 1 剂，水煎取汁，分早晚 2 次服。

主治：慢性胃炎复感寒邪出现恶心呕吐症状者。

处方七

处方：台乌药 10 克，紫苏、陈皮各 6 克。

用法：每日 1 剂，水煎取汁，分早晚 2 次服。

主治：慢性胃炎气滞之脘腹胀满疼痛、嗳气及纳差者。

处方八

处方：牡蛎壳、苍术各 90 克。

用法：将牡蛎壳用火焙干，研成细末；苍术晒干，研成细末。之后把两味药混匀制成散剂，每次 1.5~2 克，每日 3 次，饭后温开水送服。

主治：慢性胃炎。

处方九

处方：荜澄茄、白豆蔻各等份。

用法：将荜澄茄、白豆蔻共研为细末，制成散剂，每次 1.5~3 克，每日 2~3 次，温开水送服。

主治：慢性胃炎胃寒胀痛者。

处方十

处方：鸡内金、香橼皮各等份。

用法：将鸡内金、香橼皮共研为细末，制成散剂，每次 1~3 克，每日 3 次，温开水送服。

主治：慢性胃炎食滞之胃脘胀痛者。

16 治疗慢性胃炎常用的验方有哪些?

咨询：我近段时间总感觉上腹部胀满、隐痛，还时不时打嗝、反酸，昨天到医院就诊，经检查诊断为慢性胃炎。我不想用西药，担心西药有副作用，听说中医有很多治疗慢性胃炎的验方效果不错，想用验方调理一下，请您告诉我：治疗慢性胃炎常用的验方有哪些?

解答：用于治疗慢性胃炎的验方确实有很多，如果恰当使用的话，效果不错。需要注意的是，每个验方都有其适用范围。选用验方一定要由有经验的医师做指导，切不可自作主张生搬硬套地选用，以免引发不良事件。下面给您介绍几则治疗慢性胃炎的验方，您可咨询一下当地的医生，看是否可以选用。

（1）疏肝和胃汤

药物组成：柴胡、枳壳、槟榔各 12 克，白芍、丹参各 15 克，太子参、茯苓、蒲公英各 20 克，炒白术、乌药各 10 克，甘草 6 克。

应用方法：每日 1 剂，水煎 2 次，药液混合后分 3 次于饭前半小时温服，8 周为 1 个疗程。

功能主治：疏肝解郁，益气健脾，行气除满，镇痛消炎。主治慢性胃炎。

（2）理气健脾汤

药物组成：白芍、白扁豆各20克，茯苓、柴胡、厚朴、枳壳、香附、延胡索、炒白术、党参各10克。

应用方法：每日1剂，水煎2次，共取药液500毫升，分早、晚2次温服，20日为1个疗程，治疗2~3个疗程。

功能主治：理气健脾，和胃降逆。主治慢性胃炎。

（3）健脾调胃汤

药物组成：党参、黄芪各30克，代赭石、白术、山药各15克，当归、炮姜、白芍、吴茱萸各12克，木香、乌梅炭、山楂炭、川芎、半夏各9克，黄连、甘草各6克。

应用方法：每日1剂，水煎2次，共取药液300毫升，分早、中、晚3次温服，连服20剂为1个疗程。

功能主治：健脾益气，和中降逆，理气止痛，养血生肌。主治慢性胃炎。

（4）益气健中饮

药物组成：炙黄芪、荔枝核各15克，土炒白术、大枣、炒白芍、丹参各10克，干姜、高良姜各5克，炒柴胡、川厚朴各8克，炙甘草6克。

应用方法：每日1剂，水煎取汁，分早、晚2次温服。治疗期间忌食生冷、酸辣等刺激性及糯米等不易消化的食物。

功能主治：益气健脾，温中和胃止痛。主治脾胃虚寒型慢性胃炎。

（5）养阴清胃汤

药物组成：沙参、白芍、黄芩各15~20克，玉竹、柴胡各10~15克，丹皮、青皮各10克，黄连5克，蒲公英20~30克，甘草6克。

应用方法：每日1剂，水煎2次，每次加水400毫升，武火煎沸后，再用文火煎25分钟，过滤取药液。合并2次药液后，分早、晚饭前半小时温服，30日为1个疗程。治疗期间忌食辛辣、油炸、酒等食品。

功能主治：疏肝和胃，养阴清热。主治慢性浅表性胃炎。

（6）平芍胃炎汤

药物组成：苍术、厚朴、白芍各9克，陈皮、黄连各6克，蒲公英12克，木香4克，甘草3克。

应用方法：每日1剂，水煎2次，共取药液300毫升，分早、中、晚3次温服，30日为1个疗程。

功能主治：疏肝理气，健脾祛湿。主治慢性浅表性胃炎。

（7）芪术蔻仁汤

药物组成：黄芪30克，白术、党参、白芍、乌贼骨各15克，白蔻仁、厚朴、白及、木香、石斛各10克，枳实20克，三七粉、炙甘草各5克。

应用方法：每日1剂，水煎取汁，分早、中、晚3次温服，30日为1个疗程。

功能主治：清热消瘀，健脾温阳，扶正祛邪。主治慢性浅表性胃炎。

（8）香苏和胃饮

药物组成：香附、紫苏梗、佛手、厚朴花、延胡索各10克，白芍、蒲公英、丹参各15克，甘草6克。

应用方法：每日1剂，水煎取汁，分早、晚2次温服，10日为1个疗程。

功能主治：疏肝和胃，理气止痛，除痞消胀。主治慢性浅表性胃炎。

（9）参芪康胃汤

药物组成：黄芪 30 克，党参、炒白术、茯苓、白芍、丹参、徐长卿各 15 克，莪术、生蒲黄各 10 克。

应用方法：每日 1 剂，水煎取汁，分早、晚 2 次温服，3 个月为 1 个疗程。

功能主治：健脾和胃，活血祛瘀。主治慢性萎缩性胃炎。

（10）治萎化异汤

药物组成：淡附子 10 克，肉桂 6 克，党参、徐长卿、丹参、蒲公英各 15 克，当归 8 克，茯苓、炒白术、铁树叶、莪术各 12 克，炙甘草 5 克，黄连 3 克，陈皮、佛手、露蜂房、补骨脂、巴戟天各 10 克。

应用方法：每日 1 剂，水煎取汁，分早、晚 2 次温服，4 个月为 1 个疗程。

功能主治：温阳益气，健脾化湿。主治脾虚型慢性萎缩性胃炎。

17 如何正确煎煮中药汤剂？

咨询：我今年 55 岁，患慢性胃炎已经很长一段时间，吃过西药，也吃过中成药，效果都不太好，准备改用中药汤剂进行调理。听说煎煮中药很有讲究，如果煎煮方法不正确，再好的中药也难以取得满意的疗效，我想知道的是：如何正确煎煮中药汤剂？

解答：汤药是临床最常采用的中药剂型，煎煮汤药的方法直接影响药物的疗效。为了保证临床用药能获得预期的疗效，煎煮中药汤剂必须采用正确的方法。要正确煎煮中药，应注意以下几点。

（1）煎药器具的选择：煎煮中药最好选择砂锅、砂罐，因其不易与药物成分发生化学反应，并且导热均匀，传热较慢，保暖性能好，可慢慢提高温度，使药内有效成分充分释放到汤液中来。其次也可选用搪瓷制品。煎煮中药忌用铁、铜、铝等金属器具。

（2）煎药用水的选择：煎药用水必须无异味、洁净、澄清，含无机盐及杂质少，以免影响口味、引起中药成分的损失或变化。

（3）煎煮时加水多少：煎药用水量应根据药物的性质、患者的年龄及用途而定。加水量应为饮片吸水量、煎煮过程中蒸发量以及煎煮后所需药液量的总和。一般用水量为将饮片适当加压后，液面淹没过饮片约 2 厘米为宜。质地坚硬、黏稠或需要久煎的药物，加水量可比一般药物略多；质地疏松或有效成分容易挥发、煎煮时间较短的药物，则液面淹没药物即可。

（4）煎煮前如何浸泡：中药饮片煎前浸泡，既有利于有效成分的充分溶出，又可缩短煎煮时间。多数药物宜用冷水浸泡，一般药物浸泡 20~30 分钟，以果实、种子为主的方药可浸泡 1 小时左右。夏季气温较高时，浸泡的时间不宜过长，以免腐败变质。

（5）煎煮的火候和时间：煎煮中药的火候和时间应根据药物的性质和用途而定。一般煎药宜先武火后文火，即未沸前用大火，沸后用小火保持微沸状态。解表药及其他芳香性药物，一般用武火迅速煮沸，之后改用文火维持 10~15 分钟即可；有效成分不易煎出的矿物类、骨角类、贝壳类、甲壳类药及补益药，一般宜文火久煎，通常是沸后再煎 20~30 分钟，以使有效成分充分溶出。第二煎则通常较第一煎缩短 5~10 分钟。

（6）如何榨渣取汁：汤剂煎成后应榨渣取汁，因为一般药物加水煎煮后都会吸附一定的药液，同时已经溶入药液的有效成分可能会被药渣再吸附。药液滤出后，应将吸有药液的药渣放入双层纱布或透水性能较好的原色棉布中包好，待稍凉后，用加压或双手反拧之法，绞取药渣中吸附的药液。待药汁榨取干净后，再把药渣抛弃。如药渣不经压榨取汁就抛弃，会造成有效成分的损失。

（7）煎煮的次数：煎药时药物有效成分首先会溶解进入药材组织的水溶液中，然后再扩散到药材外部的水溶液中，直至药材内外溶液的浓度达到平衡时，因渗透压平衡，有效成分就不再溶出了，这时只有将药液滤出，重新加水煎煮，有效成分才能继续溶出。为了充分利用药材，避免浪费，使药物有效成分充分溶出，每剂中药不可煎 1 次就弃掉，最好是煎 2 次或 3 次。

（8）入药方法：一般药物可以同时入煎，但部分药物因其性质、性能及临床用途的不同，所需煎煮的时间不同，所以煎煮中药汤剂还应讲究入药的方法，以保证药物应有的疗效。入药方法有先煎、后下、包煎、另煎、烊化及冲服等。

先煎：凡质地坚硬、在水里溶解度小的药物，如矿物类的磁石、寒水石，贝壳类的牡蛎、石决明等，应先煎一段时间，再纳入其他药物同煎；川乌、附子等药，因其毒性经久煎可以降低，也应先煎，以确保用药安全。

后下：凡因其有效成分煎煮时容易挥发、扩散或破坏而不耐煎煮者，如发汗药薄荷、荆芥，芳香健胃药白蔻仁、茴香，以及大黄、番泻叶等宜后下，待他药煎煮将成时投入，煎沸几分钟即可。大黄、番泻叶等药有时甚至可以直接用开水冲泡服用。

包煎：凡药材质地过轻，煎煮时易飘浮在药液面上，或成糊状，不便于煎煮及服用者，如蒲黄、海金沙等，应用布包好入煎。药材较细，又含淀粉、黏液质较多的药，如车前子、葶苈子等，煎煮时容易粘锅、糊化、焦化，也应包煎。有些药材有毛，对咽喉有刺激性，如辛夷、旋覆花等，也要用纱布包裹入煎。

另煎：人参等贵重药物宜另煎，以免煎出的有效成分被其他药渣吸附，造成浪费。

烊化：有些药物，如阿胶、蜂蜜、饴糖等，容易黏附于其他药物的药渣中或锅底，既浪费药物，又容易焦煳，宜另行烊化后再与其他药汁兑服。

冲服：入水即化的药，如竹沥等汁性药物，宜用煎好的其他药液或开水冲服。价格昂贵的药物，不易溶于水及加热易挥发的药物，如牛黄、朱砂、琥珀等，也宜冲服。

通常情况下，医生在开出中药方的同时，会告诉您煎煮中药的方法，您只要照医生说的去做就可以了。在药房取中药煎剂时，中药师也会告诉您一些注意事项，这也是煎煮中药汤剂时应当特别注意的。总之，只要您记住医生的医嘱和中药师交代的注意事项，一般就能正确煎煮中药汤剂。

18 如何选择治疗慢性胃炎的中成药？

咨询：我今年 54 岁，患慢性胃炎已很长一段时间，近 1 个月用的是中药汤剂，效果不错，可天天煎煮中药不太方便，准备改用中成药。听说治疗慢性胃炎的中成药有很多，选择使用很有讲究，我想了解一些这方面的知识，请问：如何选择治疗慢性胃炎的中成药？

解答：用于治疗慢性胃炎的中成药的确有很多，它们各有不同的使用范围，临床上如何选择使用，直接关系到治疗效果。作为慢性胃炎患者，了解一些这方面的知识很有必要。

通常情况下，慢性胃炎患者应根据医生的医嘱选择使用中成药，在选用中成药前，首先要仔细阅读说明书，了解其功效和主治，之后根据具体的病情，有的放矢地使用。

（1）医生指导：虽然相对西药而言，中成药的毒副作用要低得多，但是由于中成药有其各自的功效、适应证，若药不对证，不仅无治疗作用，反而会加重病情，甚至引发不良反应，因此慢性胃炎患者在选用中成药时，一定要请教一下医生，在医生的指导下选用。

（2）阅读标签：大凡中成药，在其外包装上都有标签，有的还有说明书，不论是标签还是说明书，其上面都能提供该药的功效、适应证、用法用量、注意事项等。仔细阅读中成药上面的标签和说明书，有助于正确选用中成药。

（3）辨病选药：即根据慢性胃炎的诊断选药。这些药物一般无明显的寒热偏性，只要诊断为慢性胃炎就可应用，如胃安宁片、陈香露白露片等，可用于各种类型慢性胃炎的治疗。

（4）辨证选药：即通过辨证分型选取中成药。绝大多数中成药是针对不同证型而设的，只有用于适宜的证型才能发挥最好的疗效。如同样是慢性胃炎，辨证属饮食积滞者可选用保和丸，而不宜用良附丸；属于阴虚胃热者可选用胃安胶囊，而用益气温中补虚之黄芪建中丸则无效。要做到辨证选药，既要了解药性，也要清楚中成药的药物组成、功能主治，还要掌握辨证论治的方法。

（5）辨症选药：即根据慢性胃炎患者的主要症状选药。如胃痛明显者可临时选用元胡止痛片、金佛止痛丸等；反酸明显者可选用左金丸、安胃片等；纳差突出者则可选择健胃消食片、消积丸等。辨症选药主要是为了解除不适症状，待症状缓解或消失后，应相应地改变治疗用药。

（6）综合选药：即综合考虑慢性胃炎患者的病、证、症来选择适宜的中成药。有时患者可表现为多种证型的复杂情况，且症状也较突出，故要选用两种或几种药物进行治疗。随着治疗的进展，证、症均会发生改变，治疗选药也要作相应的调整。

19 治疗慢性胃炎常用的中成药有哪些？

咨询：我近段时间总感觉上腹部胀满不舒服，还时不时隐痛、反酸，昨天到医院就诊，经检查诊断为慢性胃炎。我不想用西药，担心西药有副作用，而中药汤剂又太麻烦，想用中成药调理一段时间，请您告诉我：治疗慢性胃炎常用的中成药有哪些？

解答：中成药具有组方严谨、疗效确切、便于携带、服用方便、不良反应少等特点，所以深受广大患者的欢迎。用于治疗慢性胃炎的中成药有很多，它们有不同的适用范围，下面选取几个临床较常用者，逐一介绍，但要切记，如果要用的话，一定要在医生的指导下选用，以免引发不良事件。

（1）正胃片

药物组成：猴耳环、木香、七叶莲、陈皮、甘草、次硝酸铋、氧化镁、氢氧化铝。

功能主治：清热凉血，健脾和胃，制酸止痛。用于治疗胃脘灼热，脘腹刺痛，呕恶吞酸，食少倦怠，慢性胃炎、胃及十二指肠溃疡见上述症状者。

用法用量：每次 2 片（每片 0.75 克），每日 3 次，嚼碎服。

注意事项：慢性胃痛属虚寒者忌用，对本品过敏者忌用。本品适应之病变主要为胃中积热，阴虚火旺者不宜用。

（2）胃灵颗粒

药物组成：甘草、海螵蛸、白芍、白术、延胡索、党参。

功能主治：健胃和中，制酸止痛。用于治疗慢性胃炎、胃及十二指肠溃疡。

用法用量：每次1袋（每袋重5克），每日3次，开水冲服。

注意事项：湿热中阻者不宜用。

（3）暖胃舒乐片

药物组成：黄芪、大红袍、延胡索、白芍、鸡矢藤、白及、砂仁、五倍子、肉桂、丹参、甘草、炮姜。

功能主治：温中补虚，调和肝脾，行气活血，止痛生肌。用于治疗脾胃虚寒及肝脾不和型慢性胃炎、胃及十二指肠溃疡。

用法用量：每次5片（每片0.5克），每日3次，温开水送服。

注意事项：本品药性温燥，阴虚火旺者慎用。

（4）胃舒宁颗粒

药物组成：甘草、海螵蛸、白芍、白术、延胡索、党参。

功能主治：健胃制酸，缓急止痛。用于治疗胃脘疼痛、胃酸过多，胃及十二指肠溃疡、慢性胃炎见上述症状者。

用法用量：每次1袋（每袋重5克），每日3次，开水冲服。

注意事项：对本品过敏者忌用。

（5）益胃口服液

药物组成：蒲公英、红藤、白芍、甘草、乌药、陈皮、木香。

功能主治：理气活血，和胃止痛。用于治疗气滞血瘀，胃失和降，胃痛吞酸、呕恶食少，胃及十二指肠溃疡、慢性胃炎见上述症状者。

用法用量：每次 20 毫升，每日 3 次，口服。

注意事项：忌食生冷油腻食物。病程日久，消瘦明显，舌淡脉弱者不宜用。

（6）养胃舒胶囊

药物组成：党参、陈皮、黄精、山药、干姜、菟丝子、白术、玄参、乌梅、山楂、北沙参。

功能主治：扶正固本，滋阴养胃，调理中焦，行气导滞。用于治疗慢性萎缩性胃炎及慢性浅表性胃炎引起的胃脘灼热胀痛、手足心热、口干口苦、纳差消瘦等。

用法用量：每次 3 粒（每粒重 0.4 克），每日 2 次，温开水送服。

注意事项：有大热者慎用，痰多便秘实证者禁服。

（7）复方陈香胃片

药物组成：陈皮、木香、石菖蒲、大黄、碳酸氢钠、重质碳酸镁、氢氧化铝。

功能主治：行气和胃，制酸止痛。用于治疗气滞型胃脘痛、脘腹痞满、嗳气吞酸等症，慢性胃炎见上述症状者。

用法用量：每次 4 片（每片 0.28 克），每日 3 次，温开水送服。

注意事项：脾胃虚寒者慎用。

（8）三九胃泰胶囊

药物组成：三叉苦、黄芩、九里香、两面针、木香、茯苓、白芍、地黄。

功能主治：清热燥湿，行气活血，柔肝止痛。用于治疗上腹隐痛、饱胀、反酸、恶心呕吐、纳食减少、心口嘈杂，慢性浅表性胃炎、糜烂性胃炎、萎缩性胃炎等慢性胃炎见上述症状者。

用法用量：每次 2~4 粒（每粒重 0.5 克），每日 2 次，温开水送服。

注意事项：脾胃虚寒或虚实夹杂，以虚为主者慎用。

20 胃苏颗粒是一种什么药？

咨询： 我患有慢性胃炎，用的是中成药胃苏颗粒，效果还不错。我的邻居王老师近段时间总感觉上腹部胀痛不舒服，经检查也是慢性胃炎，我给他推荐了胃苏颗粒，可医生说他不适合使用胃苏颗粒，我想不通，我想知道的是：胃苏颗粒是一种什么药？

解答： 这里首先告诉您，中医的特色是辨证论治，使用中成药和中药汤剂一样也需要辨证。您和您的邻居虽然都患有慢性胃炎，但从中医辨证的观点来看证型不一定一样，所以用药也应各不相同。下面将胃苏颗粒的主要成分、功能主治、组方分析，以及用法用量、不良反应、使用注意做一简要介绍，供您参考。

胃苏颗粒是一种以紫苏梗、香附、陈皮、香橼、佛手、枳壳为主要成分，经现代科学技术加工制成的纯中药制剂，也是临床常用的治疗慢性胃炎的中成药之一。胃苏颗粒的功能是理气消胀、和胃止痛，适用于治疗慢性胃炎及消化性溃疡，症见胃脘胀痛、窜及两肋、得嗳气或矢气则舒、情绪郁怒则发作加重、胸闷食少、排便不畅、舌苔薄白、脉弦等。

在胃苏颗粒的组方中，以香附疏肝理气，解郁止痛；紫苏梗宽胸利膈，理气消胀；陈皮理气健脾，化湿和中；配枳壳助紫苏梗行气宽中消痞，行胸腹气滞；以香橼、佛手助香附、陈皮疏肝和胃，行气止痛。诸药配合，共奏理气消胀、和胃止痛之功效。

胃苏颗粒的用法为每次 1 袋（每袋重 15 克），每日 3 次，开水冲服，15 日为 1 个疗程，可连续服用 1~3 个疗程，或遵医嘱。需要注意的是，本品性味辛温，服药期间偶有口干、嘈杂，阴虚内热、气郁化火及其他热证均不宜用。

21 陈香露白露片是一种什么药?

咨询：我吃饭饥一顿饱一顿，近段时间总感觉上腹部胀满、隐痛，还时不时反酸，昨天到医院就诊，经检查诊断为慢性胃炎。听说陈香露白露片治疗慢性胃炎效果不错，很多患者在服用，请您给我介绍一下：陈香露白露片是一种什么药?

解答：陈香露白露片是一种以甘草、次硝酸铋、陈皮、碳酸镁、木香、氧化镁、大黄、碳酸氢钠、石菖蒲为主要成分，经现代科学技术加工制成的中西药复合制剂，属于治疗慢性胃炎的非处方用药。

陈香露白露片的功能是健胃和中、理气止痛，适用于治疗胃溃疡、糜烂性胃炎、胃酸过多、急慢性胃炎、胃肠神经官能症、十二指肠炎等。在陈香露白露片的组方中，以甘草泻火消肿，除胃中积热，解百药之毒，兼补气缓急；配以陈皮健脾燥湿化痰；木香辛苦性温，入脾胃大肠，善行肠胃结气而消胀止痛，兼有健脾消食作用；大黄苦寒沉降，直达下焦，能荡涤胃肠实热积滞，泻血分实热而消瘀活血；石菖蒲入中焦宣化湿浊，醒脾开胃，增进饮食；再加次硝酸铋、碳酸镁、氧化镁、碳酸氢钠和胃制酸，保护胃黏膜，调整胃肠功能。诸药合用，具有健胃和中、理气止痛之功。

陈香露白露片的用法为每次 3~5 片（每片 0.5 克），每日 3 次，温开水送服。应当注意的是，孕妇禁用，对本品过敏者忌用。本品以行气化湿为主，兼可活血止痛，正虚为主者慎用。以本品化湿理气醒脾之后，应注意健脾开胃，调补正气。

22 怎样用胃康灵胶囊治疗慢性胃炎？

咨询：我近段时间总感觉上腹部胀满不舒服，还时不时打嗝，昨天到医院就诊，经检查诊断为慢性胃炎，医生建议我注意控制饮食，同时服用胃康灵胶囊。我知道胃康灵胶囊这个药，但不清楚怎么用，我要问的是：怎样用胃康灵胶囊治疗慢性胃炎？

解答：既然您患有慢性胃炎，医生让服用胃康灵胶囊治疗，了解一下怎样用胃康灵胶囊治疗慢性胃炎是很有必要的。下面给您简单介绍一下胃康灵胶希望对您有所帮助。

胃康灵胶囊是一种经现代科学技术加工制成的中西药复合制剂，也是治疗慢性胃炎、胃溃疡等多种胃病的非处方药。胃康灵胶囊的药物组成为白芍、白及、三七、甘草、茯苓、延胡索、海螵蛸、颠茄浸膏。方中以白芍养血柔肝，和胃缓急；甘草甘平，健脾益气；延胡索辛温通散，行气活血；白及止血消肿；三七活血止血，散瘀消肿；海螵蛸收敛除湿，制酸止血；茯苓甘平，淡渗化湿，健脾和胃；颠茄浸膏解痉止痛。诸药合用，共奏理气化瘀、活血止痛、去腐生新之功效。

胃康灵胶囊具有很好的柔肝和胃、散瘀止血、缓急止痛、去腐生新功效，适用于治疗急慢性胃炎、胃溃疡、糜烂性胃炎、十二指肠溃疡及胃出血等。胃康灵胶囊的用法为每次 4 粒（每粒重 0.45 克），每日 3 次，饭后服用。应当注意的是，孕妇慎用；因本品偏于寒凉，脾胃阳虚者慎用。

23 怎样用温胃舒胶囊治疗慢性胃炎?

咨询：我近段时间总感觉上腹部冷痛，还时不时反酸，吃饭也明显减少了，前天到医院就诊，经检查诊断为慢性胃炎。中医说我属于胃寒引起的胃脘痛，让服用温胃舒胶囊，听说温胃舒胶囊是治疗慢性胃炎的良药，我想了解一下：怎样用温胃舒胶囊治疗慢性胃炎?

解答：温胃舒胶囊是非处方用中成药，确实也是治疗慢性胃炎的良药，主要用于胃寒引起的胃脘痛。温胃舒胶囊是一种纯中药制剂，主要成分为党参、附子、黄芪、肉桂、山药、肉苁蓉、白术、山楂、乌梅、砂仁、陈皮、补骨脂。方中以黄芪、党参、白术、山药补气益脾，扶正固本；附子、肉桂、肉苁蓉、补骨脂补肾助阳，散寒止痛；乌梅、砂仁温脾安中，涩肠止泻；陈皮理气健脾；山楂消食化滞。诸药配合，具有扶正固本、行气止痛、助阳暖中之功效。

温胃舒胶囊的主要功能是温中养胃、行气止痛，主要用于治疗中焦虚寒所致的胃脘痛，症见胃脘冷痛、腹胀嗳气、纳差食少、畏寒无力；以及慢性萎缩性胃炎、慢性浅表性胃炎出现上述证候者。温胃舒胶囊的用法为每次 3 粒（每粒重 0.4 克），每日 2 次，温开水送服。应当注意的是，胃大出血时忌用，孕妇忌用，对本品过敏禁用，过敏体质者慎用。服药期间忌食生冷、油腻及不宜消化的食物。本品的辨证要点是中焦虚寒，胃脘灼热疼痛、重度胃痛者应在医生的指导下服用。服用本药 3 天症状无改善者，应停止服用，并及时到医院就诊。如正在使用其他药物，使用本品前请咨询医生或药师。

24 怎样根据辨证分型选用治疗慢性胃炎的中成药？

咨询：我是慢性胃炎老病号，近段时间总感觉上腹部胀痛、烧心，自己购买了暖胃舒乐片，服用了1周，烧心的情况反而加重了，咨询医生，说是药不对证，应用中成药同样需要辨证分型。请您告诉我：怎样根据辨证分型选用治疗慢性胃炎的中成药？

解答：辨证论治是中医的特色和优势，也是中医治疗疾病的主要方法，采用中成药治疗慢性胃炎也应和应用中药汤剂一样进行辨证论治，方能取得好的临床疗效。像您所说的总感觉上腹部胀痛、烧心，通常是胃中有热的表现，治疗应当以清热和胃为原则，选用具有温中补虚作用的暖胃舒乐片确实是药不对证，所以服药后不但没有效果，烧心的情况反而加重了。

根据辨证分型选用治疗慢性胃炎的中成药，应依据慢性胃炎患者发病机制和临床表现的不同，通过辨证分型，确立相应的治法，之后根据治法选取中成药。需要说明的是，中医辨证是极为复杂的，只凭我下面给您简单介绍的很难做到辨证准确，用药得当。您想选用中成药的话，一定要在有经验的中医师的指导下恰当选择使用，方能取得好的效果。

（1）脾胃虚寒型：治宜温中健脾，和胃止痛。可选用中成药温胃舒颗粒、香砂养胃丸、暖胃舒乐片、小建中合剂等。

（2）肝胃不和型：治宜疏肝解郁，理气止痛。可选用中成药逍遥丸、气滞胃痛颗粒、沉香舒郁片、胃气痛片、胃苏颗粒等。

（3）胃阴不足型：治宜养阴益胃，和中止痛。可选用中成药胃安胶囊、养胃舒颗粒、阴虚胃痛颗粒、复方鲜石斛颗粒等。

（4）寒热错杂型：治宜寒热并用，辛开苦降，理气和胃。可选用中成药陈香露白露片、复方陈香胃片、萸连片、戊己丸、三九胃泰颗粒、胃康灵胶囊等。

（5）脾胃湿热型：治宜清热化湿，理气宽中。可选用中成药胃舒片、溃疡散胶囊、赛胃安胶囊、复方拳参片等。

（6）瘀血停滞型：治宜活血化瘀，和胃止痛。可选用中成药益胃口服液、养胃宁胶囊、胃疡安胶囊、元胡止痛片等。

25 针灸治疗慢性胃炎有什么作用？

咨询：我今年54岁，患慢性胃炎已很长一段时间，中药、西药没少吃，效果都不太好，还是总感觉上腹部隐痛。听说针灸治疗慢性胃炎的效果很好，尤其是能迅速止痛，我想知道：针灸治疗慢性胃炎有什么作用？

解答：针灸治疗慢性胃炎确实效果很好，尤其是能迅速止痛。您想了解针灸治疗慢性胃炎有什么作用，首先要知道针灸疗法。

“针”是指“针刺”，是利用各种针具刺激穴位以治病的方法；“灸”是指“艾灸”，是用艾绒在穴位上燃灼或熏熨来治病的方法。《灵枢·官能》中说：“针所不为，灸之所宜。”《医学入门·针灸》中也说：“药之不及，针之不到，必须灸之。”艾灸可以弥补针刺之不足，二者常配合应用，故常针灸并称。

针灸疗法是祖国医学的重要组成部分，通过针刺与艾灸调整脏腑经络气血的功能，可达到防治疾病的目的。针灸疗法具有适应证广泛、疗效明显、经济安全等特点，既能防病治病，又能养生保健，深受广大患者的欢迎。

针灸治疗慢性胃炎，主要是通过调和阴阳、扶正祛邪、疏通经络，达到恢复脾胃正常的生理功能，缓解慢性胃炎患者胃脘部胀满不适、疼痛、反酸、嗳气、恶心呕吐等自觉症状，促使慢性胃炎患者逐渐康复的目的。

（1）调和阴阳：阴阳平衡是机体保持正常生理状态的根本保证，如果机体阴阳平衡失调，出现诸如脾胃虚寒、湿热中阻、胃阴不足等病理改变，致使机体脏腑功能失调，则可罹患慢性胃炎。针灸治疗慢性胃炎的关键，就在于根据辨证结果的不同属性来调节阴阳的偏盛偏衰，使机体阴阳归于新的平衡，达到“阴平阳秘”，恢复脾胃正常的生理功能。

（2）扶正祛邪：扶正就是扶助正气，增强抗病能力；祛邪就是祛除致病因素。慢性胃炎的发生、发展，通常是正邪相争的过程，针灸可以扶正祛邪，故可达到治疗慢性胃炎，改善或消除胃脘部胀满不适、疼痛、反酸、嗳气等自觉症状之目的。大凡针刺补法和艾灸皆有扶正之作用，针刺泻法和放血则有祛邪的作用。当然临证时必须结合腧穴的特殊性来考虑，只有根据病情恰当取穴，才能达到应有的治疗效果。

（3）疏通经络：人体的经络“内属于脏腑，外络于肢节”，十二经中，阳经在四肢之表，属于六腑，阴经在四肢之里，属于五脏，并通过十五络的联系，沟通表里，组成气血循环的通路，维持着人体正常的生理功能。经络和气血及脏腑之间有密切的联系。慢性胃炎的发生与气血失和、脏腑失调有关，这些病理特征可以反映在经络上，并可以通过针灸调节经络与脏腑气血的平衡，从而达到缓解慢性胃炎患者胃脘部胀满、疼痛、反酸、嗳气、恶心呕吐等自觉症状，促使慢性胃炎患者逐渐康复的目的。

26 治疗慢性胃炎常用的针刺处方有哪些?

咨询： 我今年 50 岁，患慢性胃炎已很长一段时间，正在运用针灸治疗，针刺的穴位是脾俞、胃俞、中脘、内关和足三里穴。听说针刺治疗慢性胃炎可选用不同的穴位，有很多好的处方，请您给我讲一讲：治疗慢性胃炎常用的针刺处方有哪些?

解答： 中医治疗疾病强调辨证论治，不同的病情应采用各不相同的方法，针刺治疗也是一样。针刺治疗慢性胃炎确实可选用不同的穴位，有很多好的处方，您所说的针刺脾俞、胃俞、中脘、内关和足三里穴，只是诸多治疗慢性胃炎针刺处方中的一种。下面给您简单介绍一下治疗慢性胃炎常用的针刺处方，供您参考。

处方一

取穴：脾俞、胃俞、中脘、内关、足三里。

操作：患者取适当的体位，局部常规消毒后，用补法进行针刺治疗。通常每次留针 20~30 分钟，留针期间行针 3~4 次，每日治疗 1 次，10 日为 1 个疗程，疗程间隔 5~7 日，可连续治疗 3~4 个疗程。

适应证：慢性胃炎脾胃虚弱者。

处方二

取穴：中脘、内关、期门、足三里、阳陵泉。

操作：患者取适当的体位，局部常规消毒后，用泻法进行针刺治疗。通常每次留针 20~30 分钟，留针期间行针 3~4 次，每日治疗 1 次，连用 3~5 日。

适应证：慢性胃炎肝胃不和，出现脘腹痞胀不适、纳差恶心、嗳气等症状者。

处方三

取穴：中脘、足三里、内关、公孙、行间。

操作：患者取适当的体位，局部常规消毒后，用泻法进行针刺治疗。通常每次留针 20~30 分钟，留针期间行针 3~4 次，每日治疗 1 次，连用 5~7 日。

适应证：慢性胃炎脘腹胀满不适者。

处方四

取穴：中脘、气海、脾俞、内关、足三里、公孙。

操作：患者取适当的体位，局部常规消毒后，用泻法进行针刺治疗。通常每次留针 20~30 分钟，留针期间行针 3~4 次，每日治疗 1 次，连用 3~5 日。

适应证：慢性胃炎寒邪犯胃之胃脘部疼痛不适者。

处方五

取穴：期门、中脘、内关、足三里、太冲。

操作：患者取适当的体位，局部常规消毒后，用泻法进行针刺治疗。通常每次留针 20~30 分钟，留针期间行针 3~4 次，每日治疗 1 次，连用 3~5 日。

适应证：慢性胃炎肝郁气滞之胃脘部胀满不适、嗳气、疼痛者。

处方六

取穴：建里、内关、足三里、内庭。

操作：患者取适当的体位，局部常规消毒后，用泻法进行针刺治疗。通常每次留针 20~30 分钟，留针期间行针 3~4 次，每日治疗 1 次，连用 3~5 日。

适应证：慢性胃炎饮食积滞之胃脘部胀满不适、恶心、嗳气、纳差者。

处方七

取穴：脾俞、胃俞、中脘、内关、足三里、章门、合谷、阳陵泉。

操作：患者取适当的体位，局部常规消毒后，用补法进行针刺治疗，同时可配合灸法。通常每次留针 20~30 分钟，留针期间行针 3~4 次，每日治疗 1 次，连用 3~5 日。

适应证：慢性胃炎脾胃虚寒，出现脘腹痞胀不适、隐痛反酸、纳差恶心等症状者。

处方八

取穴：胃俞、脾俞、内关、中脘、足三里、章门。

操作：患者取适当的体位，局部常规消毒后，用平补平泻法进行针刺治疗。通常每次留针 20~30 分钟，留针期间行针 3~4 次，每日或隔日治疗 1 次，15 次为 1 个疗程。

适应证：慢性胃炎胃脘部疼痛不适、腹胀脘痞者。

27 应用针刺疗法治疗慢性胃炎应注意什么？

咨询：我今年 38 岁，患慢性胃炎已有一段时间了，上腹部胀满、隐痛、烧心的滋味实在让人难以承受，听说针刺疗法治疗慢性胃炎的效果不错，能有效缓解上腹部胀满、疼痛、烧心等诸多不适，准备试一试。请您告诉我：应用针刺疗法治疗慢性胃炎应注意什么？

解答：这里首先告诉您，针刺疗法治疗慢性胃炎的效果确实不错，能有效缓解上腹部胀满、疼痛、烧心等诸多不适。为了保证针刺疗法治疗慢性胃炎的安全有效，避免不良反应发生，在应用针刺疗法治疗慢性胃炎时，应注意以下几点。

（1）注意进行严格消毒：采用针刺疗法治疗慢性胃炎时，应注意对所用的针具、施针处皮肤以及施术者的双手进行常规消毒，以预防交叉感染及局部感染的发生。

（2）注意针刺的禁忌证：要注意针刺治疗的适应证和禁忌证，严防有禁忌证的慢性胃炎患者进行针刺治疗。患有出血性疾病、贫血、低血压者；局部皮肤有感染、溃疡、冻伤者；妇女在孕期、产后以及月经期；患有严重的心、肝、肾等疾病者；以及体质虚弱、过于饥饿、精神高度紧张者，均不宜进行针刺治疗。

（3）恰当选用针刺穴位：根据慢性胃炎患者病情的不同，结合穴位的功用主治，恰当选用针刺治疗的穴位，穴位的选取宜少而精。

（4）掌握正确针刺方法：要掌握正确的针刺方法，严格按照操作规程针刺，针刺的角度、方向和深度要正确，对风池、风府、哑门等接近延髓等重要部位的穴位尤应注意，以防意外情况发生。

（5）针前注意检查针具：针前应注意检查针具，严防应用不合格的针具进行针刺治疗。进针时体外应留有适当的针体，以防针体折断。针刺治疗时应注意选择适当的体位，以利于正确取穴和施术，并注意防止晕针、滞针和弯针等现象发生。

（6）注意及时处理晕针：应注意预防晕针发生，不要在劳累、饥饿以及精神紧张时针刺，一旦出现晕针现象，应立即让患者平卧，进行相应的处理。

（7）注意与他法相配合：针刺疗法治疗慢性胃炎的作用有限，临床中应与药物治疗、饮食调养、情志调节、起居调摄等配合应用，以发挥综合治疗的优势，提高临床疗效。

28 治疗慢性胃炎常用的艾灸处方有哪些？

咨询：我朋友曾患慢性胃炎，经常上腹部冷痛、反酸，是通过艾灸治好的。我近段时间也是总感觉上腹部冷痛、反酸，想通过艾灸治疗，听说治疗慢性胃炎的艾灸处方有很多，不同的情况所用处方是不一样的，我想了解一下：治疗慢性胃炎常用的艾灸处方有哪些？

解答：艾灸简单易行，人们乐于接受，是自我治疗调养慢性胃炎，缓解上腹部冷痛、反酸等诸多不适的常用方法。治疗慢性胃炎的艾灸处方有很多，下面选取临床较常用者，从取穴、操作、适应证三方面逐一给您介绍。

处方一

取穴：足三里、中脘。

操作：患者取适当的体位，采用艾条温和灸的方法，用艾条悬灸足三里、中脘穴。通常每次每穴熏灸 5~10 分钟，每日治疗 1 次，10 日为 1 个疗程。

适应证：慢性胃炎胃脘部痞胀不适、嗳气者。

处方二

取穴：中脘、梁门、足三里。

操作：患者取适当的体位，采用艾条温和灸的方法，用艾条悬灸中脘、梁门、足三里穴。通常每次每穴熏灸5~10分钟，每日治疗1次，7~10次为1个疗程。

适应证：慢性胃炎胃脘疼痛、腹胀嗳气者。

处方三

取穴：足三里、脾俞、胃俞、中脘。

操作：患者取适当的体位，采用艾条温和灸的方法，用艾条悬灸足三里、脾俞、胃俞、中脘穴。通常每次每穴熏灸5~10分钟，隔日治疗1次，15日为1个疗程。

适应证：慢性胃炎纳差脘痞、嗳气恶心者。

处方四

取穴：中脘、内关、梁门、足三里。

操作：患者取适当的体位，采用艾条温和灸的方法，用艾条悬灸中脘、内关、梁门、足三里穴。通常每次每穴熏灸5~10分钟，每日或隔日治疗1次，10次为1个疗程。

适应证：慢性胃炎胃脘部痞胀不适、嗳气者。

处方五

取穴：中脘、胃俞、脾俞、梁门、足三里。

操作：患者取适当的体位，采用艾条温和灸的方法，用艾条悬灸中脘、胃俞、脾俞、梁门、足三里穴。通常每次每穴熏灸5~10分钟，每日治疗1~2次，7日为1个疗程。

适应证：慢性胃炎胃脘痛。

处方六

取穴：中脘、胃俞、脾俞、梁门、足三里、太冲。

操作：患者取适当的体位，采用艾条温和灸的方法，用艾条悬灸中脘、胃俞、脾俞、梁门、足三里、太冲穴。通常每次每穴熏灸5~10分钟，每日治疗1次，7日为1个疗程。

适应证：慢性胃炎肝胃不和之胃脘部胀痛不适者。

处方七

取穴：合谷、中脘、胃俞、脾俞、梁门、足三里。

操作：患者取适当的体位，采用艾条温和灸的方法，用艾条悬灸合谷、中脘、胃俞、脾俞、梁门、足三里穴。通常每次每穴熏灸5~10分钟，每日治疗1次，7日为1个疗程。

适应证：慢性胃炎寒邪犯胃之胃脘部疼痛不适者。

处方八

取穴：气海、中脘、脾俞、内关、足三里、公孙。

操作：患者取适当的体位，采用艾条温和灸的方法，用艾条悬灸气海、中脘、脾俞、内关、足三里、公孙穴。通常每次每穴熏灸5~10分钟，每日或隔日治疗1次，连用3~5日。

适应证：慢性胃炎寒邪犯胃之胃脘痛者。

29 应用艾灸疗法治疗慢性胃炎应注意什么？

咨询：我邻居曾患慢性胃炎，是通过艾灸调治好的。我也患有慢性胃炎，近段时间总感觉上腹部胀满、隐痛、反酸，想用艾灸的方法调理一下，听说艾灸有很多注意点，我想知道的是：应用艾灸疗法治疗慢性胃炎应注意什么？

解答：艾灸治疗调养疾病确实有很多注意事项，了解这些注意事项，是保证艾灸治疗安全有效的前提和基础。这里给您介绍一下应用艾灸疗法治疗慢性胃炎的注意事项，希望您在了解这些注意事项后再进行自我艾灸。

（1）应以中医理论为指导，根据慢性胃炎患者的病情和体质选择合适的穴位和艾灸方法，严防有艾灸禁忌证的患者进行艾灸治疗。施灸时取穴要准确，灸穴不宜过多，火力要均匀，切忌乱灸、暴灸。同时要注意严格消毒，防止感染发生。

（2）施灸的顺序，一般是从上至下，先背部、后腹部，先头部、后四肢，先灸阳经、后灸阴经，在特殊情况下则可灵活运用，不必拘泥。对皮肤感觉迟钝的患者，施治过程中要不时用手指置于施灸部位，以测知患者局部皮肤的受热程度，便于随时调节施灸的距离，避免烫伤。

（3）施灸过程中要严防艾灰滚落烧伤皮肤或烧坏衣服、被褥等。施灸完毕必须把艾条、艾炷熄灭，以防复燃发生火灾。施灸后还要做好灸后处理，如果因施灸时间过长局部出现小水疱者，注意不要擦破，可任其自然吸收；如果水疱较大，可局部消毒后，用毫针刺破水疱放出疱液，或用注射器抽出疱液，再涂以甲紫（龙胆紫），并用纱布包敷，以避免感染等不良反应发生。

（4）艾灸疗法治疗慢性胃炎的作用有限，临床中应与药物治疗、针刺疗法、按摩疗法以及饮食调养、情志调节、起居调摄等配合应用，以发挥综合治疗的优势，提高临床疗效。

30 耳穴疗法能调治慢性胃炎吗?

咨询：我今年31岁，患有慢性胃炎，正在服用雷尼替丁治疗。自从得病后，我特别关注有关慢性胃炎的防治知识。我听说耳穴疗法方法简单，能调治慢性胃炎，我不太相信，请问：耳穴疗法能调治慢性胃炎吗?

解答：耳为宗脉之所聚，十二经脉皆上通于耳，全身各脏腑也都与耳有紧密的联系。当人体内脏或躯体发生病变时，在耳郭相应的部位常出现“阳性反应点”，这些反应点又叫刺激点、压痛点、敏感点等，针灸学称之为耳穴。

耳穴的确是中医学和现代医学相结合的结晶。耳穴在耳郭上的分布，恰似子宫内一个倒置的胎儿，头部向下，臀部向上。其分布规律是与头部相应的穴位在耳垂或耳垂附近，与上肢相应的穴位在耳舟部，与躯干或下肢相应的穴位在对耳轮或对耳轮的上下角，与内脏相应的穴位多集中在耳甲艇或耳甲腔，与消化道相应的穴位则在耳轮脚周围环形排列。

耳穴不仅可以作为诊断疾病的方法，还可以通过对耳穴的刺激达到治疗疾病的目的。通过刺激耳穴以治疗疾病的方法称为耳穴疗法。耳穴疗法的种类较多，有耳穴按摩、耳穴针刺、耳穴贴压、耳穴温灸等，其中尤以耳穴针刺（简称耳针）和耳穴贴压（简称耳压）应用较为普遍。

耳穴疗法具有应用广泛、作用独特及便捷安全等特点，深受人们的欢迎。耳穴疗法确实能调治慢性胃炎，慢性胃炎患者通过选择性地针刺或贴压耳部穴位，能疏通经络气血、改善脏腑功能、恢复机体阴阳平衡，使脾胃功能强健，胃肠功能协调，有效缓解慢性胃炎患者胃脘部胀满不适、疼痛、反酸、嗳气、恶心呕吐等自觉症状，促使慢性胃炎患者逐渐康复。

31 调治慢性胃炎常用的耳针、耳压处方有哪些？

咨询：我患有慢性胃炎，正在接受耳针治疗，选用的耳穴是胃、交感、神门。听说调治慢性胃炎不仅可用耳针，也可选择耳压，并且耳针、耳压的处方有很多，不同类型的慢性胃炎患者可选用不同的处方，请您给我介绍一下：调治慢性胃炎常用的耳针、耳压处方有哪些？

解答：用于调治慢性胃炎的耳针、耳压处方有很多，不同证型的慢性胃炎应选用不同的耳针、耳压处方。下面选取临床较为常用的调治慢性胃炎的耳针、耳压处方，从取穴、操作、适应证三方面逐一给您介绍。

处方一

取穴：胃、交感、神门。

操作：按照常用耳穴示意图，找到所选取的耳穴胃、交感、神门的位置，常规消毒后，左手固定耳郭，右手持长 13 毫米短柄毫针进行针刺，深度以穿破软骨但不透过对侧皮肤为度，针刺得气后留针 10~30 分钟。通常每日针刺 1 次，每周治疗 5 次，两耳穴位轮换针刺，10 次为 1 个疗程。

适应证：慢性胃炎胃脘部疼痛、反酸。

处方二

取穴：脾、胃、小肠、大肠、上腹。

操作：耳部常规消毒后，用 0.5 厘米 ×0.5 厘米大小的胶布，把王不留行籽分别贴压于上述耳穴上。两耳穴位交替贴压（不可两耳同时贴同一个穴位），3 日更换 1 次，10 次为 1 个疗程。贴压期间每日自行揉捏穴位 3~5 次，每次以使耳穴局部有酸胀感为度。

适应证：慢性胃炎胃脘部疼痛不适、纳差恶心者。

处方三

取穴：交感、神门、十二指肠、胃。

操作：按照常用耳穴示意图，找到所选取的耳穴交感、神门、十二指肠、胃的位置，常规消毒后，左手固定耳郭，右手持长 13 毫米短柄毫针进行针刺，深度以穿破软骨但不透过对侧皮肤为度，针刺得气后留针 10~30 分钟。通常每日针刺 1 次，每周治疗 5 次，两耳穴位轮换针刺，10 次为 1 个疗程。

适应证：慢性胃炎胃脘部胀痛、恶心。

处方四

取穴：胃、脾、交感、神门、皮质下。

操作：按照常用耳穴示意图，找到所选取的耳穴胃、脾、交感、神门、皮质下的位置，常规消毒后，左手固定耳郭，右手持长 13 毫米短柄毫针进行针刺，深度以穿破软骨但不透过对侧皮肤为度，针刺得气后留针 10~30 分钟。通常每日针刺 1 次，每周治疗 5 次，两耳穴位轮换针刺，10 次为 1 个疗程。

适应证：慢性胃炎胃脘痛。

处方五

取穴：脾、胃、肝、交感、神门、皮质下。

操作：按照常用耳穴示意图，找到所选取的耳穴脾、胃、肝、交感、神门、皮质下的位置，常规消毒后，左手固定耳郭，右手持长 13 毫米短柄毫针进行针刺，疼痛剧烈时用强刺激，疼痛缓解时用轻刺激，深度以穿破软骨但不透过对侧皮肤为度，针刺得气后留针 10~30 分钟。通常每次选取 2~3 个耳穴，每日针刺 1 次，每周治疗 5 次，两耳穴位轮换针刺，10 次为 1 个疗程。

适应证：慢性胃炎胃脘部疼痛、腹胀恶心、纳差脘痞者。

处方六

取穴：胃、脾、交感、神门、皮质下、膈。

操作：按照常用耳穴示意图，找到所选取的耳穴胃、脾、交感、神门、皮质下、膈的位置，常规消毒后，左手固定耳郭，右手持长 13 毫米短柄毫针进行针刺，深度以穿破软骨但不透过对侧皮肤为度，针刺得气后留针 10~30 分钟。通常每次选取 2~3 个耳穴，每日针刺 1 次，每周治疗 5 次，两耳穴位轮换针刺，10 次为 1 个疗程。

适应证：慢性胃炎胃脘部胀痛、恶心、嗳气者。

处方七

取穴：交感、神门、脾、胃、小肠、大肠。

操作：耳部常规消毒后，用 0.5 厘米 ×0.5 厘米大小的胶布，把王不留行籽分别贴压于上述耳穴上。两耳穴位交替贴压（不可两耳同时贴同一个穴位），3 日更换 1 次，10 次为 1 个疗程。贴压期间每日自行揉捏穴位 3~5 次，每次以使耳穴局部有酸胀感为度。

适应证：慢性胃炎胃脘部胀满不适、嗳气、反酸者。

处方八

取穴：脾、胃、三焦、神门、膈、皮质下、上腹。

操作：耳部常规消毒后，用 0.5 厘米 ×0.5 厘米大小的胶布，把王不留行籽分别贴压于上述耳穴上。两耳穴位交替贴压（不可两耳同时贴同一个穴位），3 日更换 1 次，10 次为 1 个疗程。贴压期间每日自行揉捏穴位 3~5 次，每次以使耳穴局部有酸胀感为度。

适应证：慢性胃炎胃脘部胀痛不适者。

32 应用耳针、耳压疗法调治慢性胃炎应注意什么？

咨询：我近段时间总感觉上腹部胀满、隐痛，昨天到医院就诊，经检查诊断为慢性胃炎。我不想用药，担心有不良反应，听说耳针和耳压疗法都能调治慢性胃炎，准备试一试，但不知道有什么注意事项。我要问的是：应用耳针、耳压疗法调治慢性胃炎应注意什么？

解答：耳针和耳压疗法确实都能调治慢性胃炎，您患有慢性胃炎，可以用耳针或耳压的方法调理一段时间试一试。耳针、耳压疗法调治慢性胃炎虽然方法简单易行，但若使用不当，不仅会影响疗效，还可引发不良反应。通常情况下耳针、耳压都是由有经验的针灸医生进行操作治疗的。为了保证耳针、耳压疗法调治慢性胃炎安全有效，在使用耳针、耳压疗法调治慢性胃炎时，应注意以下几点。

（1）注意常规清洁消毒：在进行耳针、耳压治疗时，应对耳郭皮肤、所用治疗针具、压料以及施术者的双手进行常规消毒，以预防交叉感染及耳部感染的发生。如耳部出现感染者，应及时进行对症处理。

（2）恰当选取耳部穴位：应用耳针、耳压疗法调治慢性胃炎时，要结合耳穴的功能及主治病证等，选择适当的耳穴进行针刺或贴压治疗。在耳穴处方确定后，可用探针、火柴头、针柄等，在选用的穴区内寻找反应点（压痛点）。

（3）注意耳穴治疗禁忌：耳针、耳压疗法安全有效，并无绝对禁忌证，但对过度疲劳与衰弱、极度紧张与敏感、老年体弱者，以及孕妇特别是有习惯性流产史的孕妇等，禁用耳针、耳压疗法。耳部有炎症及冬季有冻疮者，对胶布、麝香止痛膏等贴用材料过敏者，均不宜用耳针、耳压疗法。

（4）耳压者宜定时刺激：应用耳压疗法治疗者，在贴压耳穴期间应每日定时按压耳穴，要求手法轻柔、适度，节律均匀，按压后以有酸、麻、胀、痛、灼热的感觉为宜，严防手法力度过重损伤耳部皮肤。注意应在睡前半小时按压耳穴 1 次，以提高疗效。

（5）耳针者注意防晕针：耳针疗法虽然刺激较轻，但也可发生晕针，所以应注意晕针的预防和处理。初次接受耳针治疗和精神紧张者，应先做好思想工作，消除顾虑，正确选择舒适持久的体位（尽可能采取卧位），取穴不宜太多，手法不宜过重，过度饥饿、疲劳者不予针刺。一旦出现晕针，应及早进行处理。

（6）注意配合其他疗法：耳针、耳压疗法调治慢性胃炎的作用有限，单独采用耳针、耳压疗法是不可取的，临床中应注意与药物治疗、饮食调理、情志调节以及起居调摄等治疗调养手段配合，以提高临床疗效。

33 按摩调治慢性胃炎有什么作用？

咨询：我近段时间总感觉上腹部胀满、疼痛、反酸，经检查诊断为慢性胃炎，服用奥美拉唑后，疼痛、反酸消失了，但还总感觉上腹部胀满不舒服，刚才上网查了一下，可以配合按摩进行调理，我将信将疑，麻烦您给我讲一讲：按摩调治慢性胃炎有什么作用？

解答：要了解按摩调治慢性胃炎有什么作用，首先要知道什么是按摩。按摩又称推拿，是通过按、压、拿、摩等手法作用于人体体表的特定穴位或部位，给机体一定的良性刺激，以调节人体的生理、病理状态，达到防病治病目的的一种传统治疗手段，也是中医独具特色的治疗方法之一。

按摩治病在我国已有悠久的历史，由于其方法简便，行之有效，适应证广泛，不需要耗费过度的精力，不增加患者的经济负担，也不会产生明显的不良反应，可随时随地来做，老少皆宜，所以深受人们的欢迎。随着研究的不断深入，按摩的应用范围日益扩大，按摩的方法不断变换增多，近年来更有高级电子按摩器、多功能按摩器等新的按摩器具不断涌现。现今，按摩不仅是中医治疗疾病的常用方法，也是现代家庭用以解除疲劳、缓解病痛和保健强身的重要手段，更是一种享受。

按摩具有通经络、行气血、舒筋骨、调脏腑、强机体等作用。在轻松舒适的揉按中，可以调节神经系统的兴奋和抑制过程，调整脾胃功能，改善胃肠蠕动，达到缓解胃脘部胀满不适、疼痛、嗳气等症状，促使慢性胃炎顺利康复的目的。适宜于调治慢性胃炎的具体按摩方法较多，它们各有所长，各具特色，临床中可根据病情的不同有针对性地选用。由于按摩疗法调治慢性胃炎的作用有限，临床中应注意与药物治疗、饮食调养、情志调节等治疗调养方法相互配合，进行综合治疗，以提高疗效。

34 应用按摩疗法调治慢性胃炎应注意什么？

咨询： 我今年46岁，患有慢性胃炎，服用泮托拉唑、莫沙必利治疗已1周，可还是总感觉上腹部胀满不舒服，还时不时打嗝、反酸。听说通过按摩疗法可缓解这些症状，准备试一试，但不清楚有哪些注意事项，我想知道的是：应用按摩疗法调治慢性胃炎应注意什么？

解答： 按摩疗法轻松舒适，不需耗费过多的精力，也不增加患者的经济负担。慢性胃炎患者在服药治疗的同时，配合适当的按摩，确实能改善或消除上腹部胀满不舒服、打嗝、反酸等诸多症状。为了保证按摩治疗的安全有效，避免意外事故发生，在应用按摩疗法调治慢性胃炎时，应注意以下几点。

（1）选择适宜的环境和体位：在实施按摩疗法调治慢性胃炎时，应选择在安静、幽雅、空气清新的环境中进行，要保持心平气和，采取放松舒适的体位。寒冷季节按摩时，应注意室内温度，以防受凉感冒。

（2）采用适宜的按摩手法：应用按摩疗法调治慢性胃炎，应根据病情辨证论治，按补泻的不同正确施用手法，切不可不加分析地乱用。要根据不同的要求选用不同的手法，同时手法应力求轻柔和缓，动作宜轻、慢，节律要均匀，保持适宜的用力强度，用力不宜过大，切忌用重力或蛮力。自我按摩应在医生的指导下，在了解注意事项并掌握操作要领后进行。

（3）注意按摩的禁忌证：对一般的慢性胃炎患者而言，均可采用按摩疗法进行调治，按摩确实能达到改善其胃脘部疼痛、胀满、嗳气等自觉症状的目的，但按摩也有其禁忌证。通常情况下，严重内科疾病，如有严重心、脑、肺疾病等，应慎用或禁用按摩疗法；传染病如肝炎、结核等，或某些感染性疾病如丹毒、骨髓炎等，禁用按摩疗法；恶性肿瘤、伴有出血倾向的血液病患者也禁用按摩治疗；皮肤病患者、妊娠期妇女等也不宜应用按摩疗法。此外，年老体弱、久病体虚以及过饥过饱、酒醉之后均不宜用按摩疗法。

（4）持之以恒，缓图以功：按摩疗法调治慢性胃炎起效较慢，所以按摩要做到持之以恒，保证按摩治疗的连续性，切忌三天打鱼，两天晒网。只有坚持不懈地治疗，才能达到调整慢性胃炎患者脾胃功能，逐步减轻直至消除患者胃脘部疼痛、胀满、嗳气等自觉症状，促进患者逐渐康复的目的。

（5）注意与其他疗法配合：按摩疗法虽然安全有效，但其作用相对较弱，取效较慢，通常应与药物治疗、饮食调养、情志调节等治疗调养方法配合应用，以充分发挥综合治疗的优势，提高临床疗效。

35 用于调治慢性胃炎的简单按摩方法有哪些？

咨询： 我患有慢性胃炎，时常上腹部胀满、疼痛、反酸，从一档养生节目中看到有一些简单的按摩方法，能调治慢性胃炎，缓解上腹部胀满、疼痛、反酸等症状，想试一试，我想了解一下：用于调治慢性胃炎的简单按摩方法有哪些？

解答： 的确有一些简单的按摩方法，能调治慢性胃炎，缓解上腹部胀满、疼痛、反酸等症状，下面给您介绍几个，希望对您有所帮助。

（1）按压内关穴

方法：用右手大拇指指腹按压左手腕横纹上二横指两筋之间的内关穴，捻转 30 余次，以感到酸胀为度。再用同样的方法用左手大拇指按压右侧的内关穴。两侧内关穴交替按压，每次按压 5~10 分钟。

作用：具有和胃降逆止呕之功效。慢性胃炎出现恶心呕吐时可按压此穴以制止或缓解恶心呕吐。内关穴止呕效果较好，凡胃脘不适，胃气上逆等皆可用此法缓解。

（2）按压足三里

方法：取坐位，用大拇指指腹按压足三里穴，用力要适宜，以产生酸胀感为度。每次可按 20 分钟左右，每日按压 2~3 次，双侧同时按压或交替进行。

作用：能增强脾胃功能，并有和胃止痛之功效。凡慢性胃炎脾胃虚弱，脾胃不和，消化不良，以及胃脘部疼痛不适者，皆可按压此穴。平时常按压足三里穴有强身健体之效果。

（3）捏脊治疗法

方法：取俯卧位，操作者两手平掌，贴附于脊柱两侧，以大鱼际肌部为着力点，由大椎穴两侧沿足太阳膀胱经由上而下连推带按揉至腰骶部，反复10次，以腰背部肌肉放松无紧张感为宜；然后用上法从骶部沿脊柱两侧推按至大椎穴，反复10次。完成上述动作后，操作者右手虚掌，运用腕关节，由上而下拍打背腰部和腰骶部10遍。通常每日治疗1次即可。

作用：具有健运脾胃，增进食欲，调畅气机之功效。适用于慢性胃炎脾胃虚弱之脘腹胀满疼痛，食欲减退等。长期施用此法亦有健身防病之作用，尤其对预防感冒的发生有良好效果。

（4）指压止痛法

方法：患者取俯卧位，双手自然交错于头前额部或额下，操作者位于患者一侧，用双手拇指指腹分别按压于至阳（第7胸椎棘突下凹陷中）和灵台（第6胸椎棘突下凹陷中），并在这两穴上作圆圈状按揉3~5分钟，用力以患者能耐受为度，同时嘱患者作均匀深长的腹式呼吸。

作用：具有理气和胃，缓急止痛之功效。适用于慢性胃炎胃脘部胀痛不适、嗳气者，对痉挛性胃脘部疼痛效果尤好。

（5）按摩上腹法

方法：患者仰卧床上，用手掌在上腹部缓缓按摩2~3分钟，力量中等，以感到热气透入胃内为佳。

作用：具有健脾温中，理气和胃，缓急止痛之功效。适用于慢性胃炎胃寒之胃脘部疼痛不适者。

（6）推搓涌泉法

方法：患者取俯卧位，操作者站于患者脚后，用双手拇指指腹交替向足趾方向推搓双足底之涌泉穴，每侧各做 200 次，用力由轻到重，再由重到轻。

作用：具有和胃止呕，缓急止痛之功效。适用于慢性胃炎胃脘部疼痛不适、嗳气恶心者。

36 怎样用摩腹法调治慢性胃炎?

咨询：我近段时间总感觉上腹部胀满，还时不时打嗝、反酸，经检查诊断为慢性胃炎，服药后打嗝、反酸是消失了，可仍然上腹部胀满。听说摩腹法能调理慢性胃炎引起的上腹部胀满，准备试一试，但还不知道如何操作，请您告诉我：怎样用摩腹法调治慢性胃炎?

解答：摩腹法即在腹部施以一定的手法，以达到调治脾胃疾病目的的一种按摩疗法。因其疗效可靠，保健作用卓著，简便易行，所以深受人们的欢迎，是慢性胃炎患者进行自我调养的常用方法之一。您患有慢性胃炎，上腹部胀满，用摩腹法进行调理是可行的。下面介绍几种摩腹的方法，供您选用。

（1）平补摩腹法

方法：取仰卧位，右手平掌，五指放松，用掌面贴于胃脘部，并以胃脘为中心，手掌由右向左按顺时针方向呈圆周状按摩，每分钟 20 圈。用力要适度，按摩范围上至剑突下，下至脐腹部，两侧以肋缘为界。通常每日练习 2 次，每次 15 分钟。

作用：具有平补脾胃之功效，适用于脾胃虚弱之食欲不振、胃脘部疼痛、胀满不适等。

（2）消导摩腹法

方法：取仰卧位，双手平掌，微屈紧贴腹壁，先沿正中任脉，后沿两侧足阳明胃经，由上腹推摩到丹田部，每次均由上而下进行。用力宜稍沉，但勿使过重。通常每日练习 2 遍，每遍上下推按 20 次。

作用：具有消食导滞，健脾开胃之功效。适用于慢性胃炎脾胃运化不健，食积而导致的胃脘部疼痛、腹胀诸症，亦可用于通导大便。

（3）温通摩腹法

方法：取仰卧位，双手合掌，互相擦热，然后右手平掌，紧贴腹壁，左手按于右手背上，以掌心着力，在胃脘部按顺时针方向旋转摩擦，每次 40~50 圈，以局部有温热感为宜。通常每日可进行 1~2 次。

作用：具有温阳散寒，理气活血，缓急止痛之功效。适用于脾胃久病，阳虚寒盛之脘腹冷痛、泄泻等。慢性胃炎患者属脾胃虚寒而有上述症状者可用此法进行调理。

（4）按腹通便法

方法：取站立位，全身放松，双手之拇指指腹分别按于下腹部的两侧（相当于升结肠、降结肠与髂前上棘连线的交点处），力度以能耐受为宜，不可太用力，但力度太轻则达不到按压效果。同时配合呼吸调息，即定位按好后，深吸一口气，尽量使膈肌下降，腹部膨起，并憋气至耐受最大程度，然后徐徐呼出，反复进行。注意呼吸过程中按压不可停止，吸气时应意念排便。通常每日晨起练习 10~15 分钟。

作用：具有调理脏腑，通导大便之功效。慢性胃炎患者有大便秘结时，可练习此法。有习惯性便秘者练此法可诱导产生便意，日久可恢复正常排便。

37 怎样用延年九转保健按摩法调治慢性胃炎？

咨询： 我患有慢性胃炎，时常上腹部胀满、反酸，我知道慢性胃炎要管着嘴，不吃辛辣刺激性食物。听说延年九转保健按摩法能调治慢性胃炎，缓解上腹部胀满、反酸等症状。我要问的是：怎样用延年九转保健按摩法调治慢性胃炎？

解答： 延年九转保健按摩法是以神阙、中脘、上脘、下脘穴为重点，自我按摩脘腹的一种保健方法。此法具有理气宽中、健脾和胃、调和气血、调整脏腑功能、促进机体新陈代谢等作用，对慢性胃炎、胃及十二指肠溃疡、胃肠功能紊乱、高脂血症、糖尿病、慢性胆囊炎等多种慢性病有较好的调治作用，是慢性胃炎患者自我调养的好办法。

练习延年九转保健按摩法要凝神静虑，初作轻摩缓动，呼吸自然，姿势 1~8 节以正身仰卧为主，也可采取自然站式。依次做完前 8 节为 1 度，每次可做 2~3 度，最后以第 9 节摇身为止。通常每日做1~3次，不要间断，做第9节时不可急摇用力，同时孕妇不宜应用。延年九转保健按摩法共分九节，下面是其具体按摩方法。

（1）以两手食指、中指、环指3指按心窝（剑突下），由左向右摩圆，共转21次。

（2）以两手食指、中指、环指3指，由心窝顺摩圆而下，边摩边移，摩至耻骨联合处止。

（3）以两手食指、中指、环指3指，由耻骨联合处向两边分摩而上，边摩边移，摩至心窝两手交接为度。

（4）以两手食指、中指、环指3指，由心窝向下，直推至耻骨联合处21次。

（5）以脐为中心，用右手由左下向右上绕摩脐腹21次。

（6）以脐为中心，左手由右下向左上绕摩脐腹21次。

（7）以左手叉腰，拇指向前，其余4指向后，轻轻捏定，以右手食指、中指、环指，自乳下直推至大腿根21次。

（8）以右手叉腰，拇指向前，其余4指向后，轻轻捏定，以左手食指、中指、环指，自乳下直推至大腿根21次。

（9）自然盘坐，两手握拳分按两膝上，两足趾稍收屈，将上身自左前向右后旋转21次，然后再自右前向左后旋转21次。摇身时可以逐渐将身体向前后倾出，即向前摇时可将胸肩摇出膝前，以至摇伏膝上，向后摇时也尽量后仰。

38 怎样用睡前保健按摩法调治慢性胃炎？

咨询：我大爷患有慢性胃炎，近段时间时不时腹部胀满、反酸，想用按摩的方法调理一下。听说睡前保健按摩法能调治慢性胃炎，但不知道具体操作方法，请您给我讲一讲：怎样用睡前保健按摩法调治慢性胃炎？

解答：睡前保健按摩法是运动与按摩相结合的一种自我保健强身方法，分为叩齿、赤龙搅海、吞津咽液、擦手掌、擦腹腰、转辘轳、浴面以及擦足底，具有调整脏腑功能、强身祛病之功效。慢性胃炎患者坚持练习能强健脾胃、增强消化系统功能、改善胃肠蠕动，有助于促进慢性胃炎顺利康复。下面是具体练习方法。

叩齿：口轻闭，上下牙齿轻叩 32 次，但不要过分碰击。

赤龙搅海：接叩齿后，用舌尖在口腔内齿槽外，先向左逆时针轮转 16 次，再向右顺时针轮转 16 次，使津液满口。

吞津咽液：将口中津液分 3 次慢慢咽下，并随意念下入丹田。

擦手掌：两手掌心互相摩擦，直至发热。

擦腹腰：趁两手发热，先擦腹部 3~5 分钟，或以中脘穴为中心，按顺时针方向摩腹 36 次。再用擦腰法将两手掌根及掌面贴附在腰部两侧，适当用力作上下往返摩擦，共擦 36 次左右，以有温热感为度。

转辘轳：双手叉腰，以臂肩带动腰部，先左后右，各转动36次。

浴面：两手掌互擦至热，采用浴面的方法，先擦前额部，次擦前额两侧，再擦面颊，每个部位各擦1~3分钟，而后擦整个颜面部，以颜面透热为度。

擦足底：擦热手掌，以涌泉穴为中心，搓擦揉摩足底，两足各36次。

39 拔罐能调治慢性胃炎吗?

咨询：我近段时间总感觉上腹部胀满不舒服，还时常打嗝、烧心，昨天到医院就诊，经检查诊断为慢性胃炎。我不想吃药，担心有不良反应，听说拔罐就能调治慢性胃炎，缓解上腹部胀满、烧心等，我不太相信拔罐能调治慢性胃炎，请问：拔罐能调治慢性胃炎吗？

解答：这里首先告诉您，拔罐确实能调治慢性胃炎。拔罐疗法又称“负压疗法”“吸筒疗法”，是以罐为工具，利用燃烧、蒸汽、抽气等，使罐中形成负压，把罐吸附于施术部（穴）位，产生温热、负压等刺激，造成局部充血、瘀血现象，以达到治疗疾病目的的一种独特的防病治病方法。

拔罐疗法是中医学的一个重要组成部分，有着悠久的历史。拔罐疗法在我国古代称为“角法”，当时是用牛、羊角制成罐具来拔罐的，晋代医学家葛洪所著的《肘后备急方》中就提到了“角法”，这可以说是有关拔罐疗法最早的文字记载。以后罐具逐渐从牛、羊角发展成为用陶瓷、竹木、玻璃等材料制成，而且根据病情和部位分为大小不同的多种规格。拔罐疗法取材方便，家庭中随处可得的罐、瓶都可作为拔罐工具进行治疗，而且手法简单，疗效可靠，深受人们喜欢，是我国民间应用最广、最具特色的外治方法。

拔罐疗法具有疏通经络、温经散寒、祛风除湿、活血化瘀、消肿止痛、调和阴阳、调整脏腑功能等作用，不但用于治疗颈椎病、肩周炎、落枕、软组织损伤、腰腿痛、肌肉痉挛等外科疾病，也用于治疗支气管哮喘、失眠、高血压病、头痛、糖尿病、慢性胃炎、失眠、中风后遗症、感冒等内科疾病。

对慢性胃炎患者来说，通过选取适当的穴位进行拔罐治疗，可疏通经络气血、调和阴阳、调整脏腑功能、扶正祛邪，从而达到健脾益胃，改善胃肠蠕动，减轻或消除慢性胃炎患者胃脘部胀满疼痛不适、嗳气等症状，促进患者顺利康复的目的。拔罐疗法调治慢性胃炎，虽然不像药物那样立竿见影，但对改善脾胃功能，减轻慢性胃炎患者胃脘部胀满不适、疼痛、嗳气等症状，确有一定的疗效。慢性胃炎患者可在医生的指导下，有选择地应用拔罐疗法。

40 调治慢性胃炎常用的拔罐处方有哪些？

咨询：我今年61岁，经常自己拔罐调治小伤小病。我患有慢性胃炎，最近一段时间总感觉上腹部胀满、反酸，吃饭也减少了，想用拔罐的方法调理一下，但不知道拔罐的具体处方，请您告诉我：调治慢性胃炎常用的拔罐处方有哪些？

解答：拔罐疗法取材方便，简单易学，不需要很多特殊的贵重设备，家庭中随处可得的罐、瓶都可作为拔罐工具进行治疗，而且疗效可靠，使用安全，深受人们的喜欢。

拔罐疗法确实能调治慢性胃炎，改善慢性胃炎患者的自觉症状，不过应注意选穴要准确，拔罐的操作方法要恰当，最好在医生的指导下进行。下面介绍几组拔罐处方，供您参考。

处方一

取穴：中脘、天枢、关元。

操作：患者取适当的体位，充分暴露需拔罐处皮肤，局部常规消毒后，用闪火法将大小合适的罐具吸拔于中脘、天枢、关元穴上。通常每次留罐5~10分钟，每日拔罐1次，症状缓解后改为2~3日拔罐1次。

适应证：慢性胃炎胃脘部疼痛不适、胀满者。

处方二

取穴：中脘、梁门、足三里。

操作：患者取适当的体位，充分暴露需拔罐处皮肤，局部常规消毒后，用闪火法将大小合适的罐具吸拔于中脘、梁门、足三里穴上。通常每次留罐 10~15 分钟，隔日拔罐 1 次。

适应证：慢性胃炎脾胃虚弱出现胃脘部隐痛、纳差、脘痞症状者。

处方三

取穴：中脘、期门、内关、足三里。

操作：患者取适当的体位，充分暴露需拔罐处皮肤，局部常规消毒后，用抽气法将大小合适的罐具吸拔于中脘、期门、内关、足三里穴上。通常每次留罐 10~15 分钟，每日拔罐 1 次。

适应证：慢性胃炎胃脘痛者。

处方四

取穴：中脘、足三里、内庭、肝俞、脾俞。

操作：患者取适当的体位，充分暴露拔罐处皮肤，局部常规消毒后，用投火法将大小合适的罐具吸拔于上述穴位上。通常每次每穴留罐 5~10 分钟，隔日拔罐 1 次。

适应证：慢性胃炎出现湿热中阻症状者。

处方五

取穴：膈俞、肝俞、胆俞、脾俞、期门、中脘。

操作：患者取适当的体位，充分暴露需拔罐处皮肤，局部常规消毒后，用闪火法将大小合适的罐具吸拔于上述穴位上。通常先拔背部腧穴，再拔腹部腧穴，留罐 15~20 分钟，呃逆时根据病情应用。

适应证：慢性胃炎打嗝、呃逆者。

处方六

取穴：上脘、中脘、梁门、幽门、脾俞、胃俞、肝俞。

操作：患者取适当的体位，充分暴露需拔罐处皮肤，局部常规消毒后，用闪火法将大小合适的罐具吸拔于上脘、中脘、梁门、幽门、脾俞、胃俞、肝俞穴上。通常每次留罐 10 分钟左右，隔日拔罐 1 次。

适应证：慢性胃炎胃痛喜暖喜按者。

处方七

取穴：心俞、厥阴俞、脾俞、足三里、三阴交、神门。

操作：患者取适当的体位，充分暴露需拔罐处皮肤，局部常规消毒后，用闪火法将大小合适的罐具吸拔于心俞、厥阴俞、脾俞、足三里、三阴交、神门穴上。通常每次留罐 5~10 分钟，每周拔罐 3 次，7 次为 1 个疗程。

适应证：慢性胃炎心烦失眠者。

处方八

取穴：胆俞、脾俞、肝俞、膈俞、三焦俞、内关、足三里。

操作：患者取适当的体位，充分暴露需拔罐处皮肤，局部常规消毒后，用闪火法将大小合适的罐具吸拔于胆俞、脾俞、肝俞、膈俞、三焦俞、内关、足三里穴上。通常每次留罐 10~15 分钟，隔日拔罐 1 次，5 次为 1 个疗程。

适应证：肝胃不和型慢性胃炎。

41 应用拔罐疗法调治慢性胃炎应注意什么？

咨询：我患有慢性胃炎，近段时间总感觉上腹部胀满、隐痛、反酸，服药后隐痛、反酸消失了，但还是上腹部胀满不舒服，听说拔罐能调治慢性胃炎引起的上腹部胀满不舒服，女儿弄了个拔罐器，想让我调理一下。我想知道的是：应用拔罐疗法调治慢性胃炎应注意什么？

解答：拔罐确实能调治慢性胃炎引起的上腹部胀满不舒服，了解拔罐疗法调治慢性胃炎应注意什么，对避免拔罐不当引发的不良反应是十分必要的，这里简要介绍一下拔罐的注意事项。

（1）患者要选择舒适、适当的体位，拔罐过程中不能移动体位，以免罐具脱落；要根据不同部位选择不同口径的罐具，注意选择肌肉丰满、富有弹性、没有毛发及局部平整的部位，以防掉罐，拔罐动作要稳、准、快。

（2）要注意拔罐的禁忌证，凡高热抽搐、皮肤过敏、皮肤有溃疡、水肿及大血管相应的部位不宜拔罐，孕妇的腹部和腰骶部也不宜拔罐，常有自发性出血或损伤后出血不止的患者也不宜使用拔罐法。

（3）在拔罐治疗时，应进行严格消毒，防止感染及乙型肝炎等传染病的发生。拔罐时要保持室内温暖，防止受凉感冒；拔罐后应避免受凉和吹风，注意局部保暖。

（4）坐罐时应注意掌握时间的长短，以免起疱；起罐时应以指腹按压罐旁皮肤，待空气进入罐中，即可取下，切忌用力硬拔。如果上次拔罐后局部出现的瘀血尚未消退，则不宜在原处再拔罐。

（5）拔罐后局部皮肤出现发红、发紫属于正常现象，可在局部轻轻按揉片刻，不必特殊处理；如果局部皮肤出现小的破溃，也可不做特殊治疗，但应注意保持局部皮肤的清洁与干燥，防止发生细菌感染；对于较大的皮肤糜烂破溃，应将局部消毒处理后，用消毒的纱布敷盖，轻轻包扎，避免感染化脓。

（6）拔罐疗法调治慢性胃炎的作用有限且较弱，临证时应注意与药物治疗、饮食调养、情志调节等治疗调养方法配合应用，以提高临床疗效。

42 药物敷贴法调治慢性胃炎有什么特点？

咨询：我患有慢性胃炎，近半月来总感觉胃部胀满不舒服，还时不时打嗝、烧心，昨天我爱人弄了个药物敷贴的方子，说能调治慢性胃炎，缓解慢性胃炎引起的胃部胀满、打嗝、烧心。我想进一步了解一下药物敷贴法，请问：药物敷贴法调治慢性胃炎有什么特点？

解答：药物敷贴法简称药敷，是将药物经加工处理，敷于患部或穴位上，“外惹内效”，使外敷药物通过肌肤吸收或借助对穴位、经络的刺激作用，来治疗疾病的一种外治方法。药物敷贴法和中医其他治疗方法一样，也是以中医学整体观念和辨证论治为指导思想的，正如清代医家吴师机所说：“外治之理，即内治之理，外治之药，亦即内治之药，所异者法耳。”也就是说，内治和外治法的理、方、药三者是相同的，不同者仅仅是方法各异而已。

药物敷贴法确实能调治慢性胃炎，缓解慢性胃炎引起的胃部胀满、打嗝、烧心等。根据慢性胃炎患者的不同证型，按药物性味、归经及作用进行辨证选药，使外敷药通过肌肤毛孔吸收，发挥药物自身的治疗作用，“外惹内效”，调整脏腑功能、调和阴阳气血，可收到健脾和胃、疏肝理气、缓急止痛、健胃消食、和中消痞等治疗效果，有助于改善或消除慢性胃炎患者胃脘部胀满不适、疼痛、纳差、嗳气、恶心等症状。药物外敷脐部或胃脘部后，局部血管扩张，加速血液循环而改善周围组织的营养状况，起到消炎镇痛作用，可缓解胃脘部疼痛不适等症状。同时，外敷药物对穴位的刺激，可产生温通经络、行气活血等功效，通过经络的调节达到补虚泻实、促进阴阳平衡、增强机体抗病能力的目的。

43 调治慢性胃炎常用的药物敷贴处方有哪些？

咨询：我朋友曾患慢性胃炎，经常胃部胀满、疼痛，是用中药外敷的方法调治好的。我近段时间总感觉上腹部胀痛不舒服，经检查诊断为慢性胃炎，也想用药物敷贴法试一试，苦于没有敷贴的处方，我想咨询一下：调治慢性胃炎常用的药物敷贴处方有哪些？

解答：适用于调治慢性胃炎的药物敷贴处方有很多，它们各有不同的适用范围，下面介绍一些临床常用者，供您参考。

处方一

配方：活地龙数条，生姜汁适量。

用法：将活地龙捣烂如泥，加入生姜汁搅匀，敷贴于足底之涌泉穴，外用纱布覆盖，胶布固定，通常每日换药1次。

功效：疏肝健脾理气，和胃止呕。

适应证：慢性胃炎出现胃脘部不适、呕吐，中医辨证属肝气犯胃及寒热夹杂者。

处方二

配方：厚朴、陈皮、枳实各等份，米醋适量。

用法：将厚朴、陈皮、枳实共研为细末，用米醋调成膏状，每次取适量，敷贴于脐部，外用纱布覆盖，胶布固定，通常每日换药 1 次。

功效：疏肝理气，和胃止痛，消胀除满。

适应证：肝胃不和型慢性胃炎，出现胃脘部胀满不适者。

处方三

配方：酒炒白芍 9 克，胡椒 1.5 克，葱白适量。

用法：将酒炒白芍、胡椒共研为细末，加葱白捣成膏状，敷于胃脘部，外用纱布覆盖，胶布固定，通常每日换药 1 次。

功效：温中化湿，和胃止痛。

适应证：慢性胃炎之寒湿所致的呕吐。

处方四

配方：生栀子 20 克，延胡索、生香附各 9 克，米醋适量。

用法：将生栀子、延胡索、生香附共研为细末，用米醋调成膏状，每次取适量，敷贴于脐部，外用纱布覆盖，胶布固定，通常每日换药 1 次。

功效：疏肝理气，清热和胃，缓急止痛。

适应证：慢性胃炎之郁热胃痛。

处方五

配方：高良姜、延胡索、丁香各 15 克，肉桂 10 克，黄酒适量。

用法：将高良姜、延胡索、丁香、肉桂共研为细末，混匀后装入瓶中，密闭备用。每次取药末适量，用黄酒调成膏状，敷贴于脐部及中脘穴上，外用纱布覆盖，胶布固定，通常每日换药 1 次。

功效：健脾温中，和胃止痛。

适应证：慢性胃炎之虚寒性胃痛。

处方六

配方：当归 30 克，丹参 20 克，乳香、没药各 15 克，生姜汁适量。

用法：将当归、丹参、乳香、没药分别研为细末，混匀后加生姜调成糊状，每次取适量，敷贴于上脘、中脘及足三里穴，外用纱布覆盖，胶布固定，通常每日换药 3 次。

功效：理气活血，温中和胃，缓急止痛。

适应证：慢性胃炎胃脘痛。

处方七

配方：香附 12 克，延胡索 15 克，川楝子 9 克，白芷 18 克，米醋适量。

用法：将香附、延胡索、川楝子、白芷共研为细末制成散剂，每次取 3 克，用米醋调成糊状，敷于脐部，外用纱布覆盖，胶布固定，并热敷 10~20 分钟，通常每日换药 1 次。

功效：疏肝理气，和中消胀止痛。

适应证：肝胃不和型慢性胃炎，出现胃脘部痞胀疼痛者。

处方八

配方：川椒 100 克，丁香 20 克，苍术 200 克，肉桂 10 克，黄酒适量。

用法：将川椒、丁香、苍术、肉桂共研为细末，混匀后装入瓶中，密闭备用。每次取药末适量，用黄酒调成膏状，分别贴敷于中脘、足三里、脾俞、胃俞穴，外用纱布覆盖，胶布固定，通常每日换药 1 次。

功效：健脾温中，和胃止痛。

适应证：慢性胃炎之寒性胃脘痛。

44 应用药物敷贴法调治慢性胃炎应注意什么？

咨询：我今年32岁，患慢性胃炎已有一段时间，经常胃部胀满、烧心，还时不时打嗝，想了好多办法，效果都不太好，昨天同事弄了个调治慢性胃炎的药物敷贴处方，说效果不错，我想试一试，但又不太放心。我要问的是：应用药物敷贴法调治慢性胃炎应注意什么？

解答：为了保证药物敷贴法调治慢性胃炎安全有效，避免不良反应发生，在应用药物敷贴法调治慢性胃炎时，应注意以下几点。

（1）注意局部消毒：敷药局部要注意进行清洁消毒，可用75%乙醇作局部皮肤擦拭，也可用其他消毒液洗净局部皮肤，然后敷药，以免发生感染。

（2）做到辨证选药：外敷药和内服药一样，也应根据病情的不同辨证选药，抓着疾病的本质用药，方能取得好的治疗效果，切不可不加分析地乱用。药物敷贴法必须在医生的指导下，掌握操作要领和注意事项，根据药物敷贴法的适应证选择患者，严禁有敷贴禁忌证者进行药物敷贴治疗。

（3）正确选穴敷药：在应用穴位敷药时，所取穴位不宜过多，每穴用药量宜小，贴敷面积不宜过大，时间不宜过久。慢性胃炎患者常以神阙穴、涌泉穴为主要施治穴位。要注意外敷药物的干湿度，过湿容易使药糊外溢、太干又容易脱落，一般以药糊为稠厚状有一定的黏性为度。

（4）重视不良反应：一些刺激性较大或辛辣性的药物对皮肤有一定的刺激作用，可引起局部皮肤红肿、发痒、疼痛、起疱等不良反应；有些患者敷药后还可出现皮肤过敏等现象，还有些患者对胶布或纱布过敏。对这些患者应及时予以对症处理，或改用其他治疗方法。敷贴部位皮肤有破损者及伴有其他重病者，不宜采用敷贴疗法。

（5）注意配合他法：药物敷贴调治慢性胃炎的作用有限，单独应用药物敷贴调治慢性胃炎是不可取的，临床中应注意与药物治疗、饮食调理、情志调节以及起居调摄等治疗调养方法配合应用，以提高临床疗效。

45 中药热熨调治慢性胃炎有什么作用？

咨询：记得我小时候，有谁受寒胃痛了，母亲就会把食盐炒热，用布包着在腹部暖一会，胃很快就不痛了，长大后知道这就是中药热熨。听说中药热熨能调治慢性胃炎，正好我患有慢性胃炎，我想了解一下：中药热熨调治慢性胃炎有什么作用？

解答：所谓中药热熨，是指选用具有温经散寒、行气活血、止痛等作用的中药，将其加热后用布包裹起来，放在人体患处的体表或穴位上，借助药力和热力的作用以调治疾病的方法。

中药热熨是中医常用的外治方法之一，其渊源甚久，早在原始时代，人类就已经把石块投入火中加热，熨烫疼痛的肌肤和关节，这就是中药热熨的雏形。今天，现代医学技术已高度发展，治疗疾病的手段和仪器也越来越先进，但古老的中药热熨因操作简单、取材方便、价格低廉、疗效显著而仍在民间独树一帜，并为患者所喜用。

中药热熨确实能调治慢性胃炎，根据慢性胃炎患者病情的不同，选用适宜的中药进行热熨，能改善或消除慢性胃炎患者胃脘部疼痛不适、嗳气、腹胀等自觉症状，有助于慢性胃炎的治疗和康复。中药热熨能使特定部位的皮肤受热，引起皮肤和皮下组织的毛细血管扩张，从而改善局部血液循环，增强机体的抗病能力，消除疼痛不适等症状。同时热熨可借助温热之力，使药性通过皮肤由表及里，循经络传至脏腑，以调整脏腑功能，改善气血运行。中药热熨具有温经散寒、健脾益胃、舒筋通络、活血化瘀、缓急止痛等功效，能调和阴阳气血，调整脏腑功能，改善胃肠功能，特别是缓解慢性胃炎患者胃脘部疼痛不适等症状的作用显著，乃调治慢性胃炎的可靠方法之一。

46 调治慢性胃炎常用的中药热熨方法有哪些？

咨询：我患有慢性胃炎，近段时间总感觉上腹部冷痛不舒服。今天无意中从电视上看到中药热熨方法简单，能调治慢性胃炎，缓解慢性胃炎引起的胃寒胃痛、上腹部胀满等，准备试一试，但还不知道中药热熨方法，请问：调治慢性胃炎常用的中药热熨方法有哪些？

解答：中药热熨确实能调治慢性胃炎，缓解慢性胃炎引起的胃寒胃痛、上腹部胀满等。您患有慢性胃炎，近段时间总感觉上腹部冷痛不舒服，用中药热熨的方法进行调理是可行的。下面选取几则常用的调治慢性胃炎的中药热熨方法，依次从原料、操作、适应证三方面予以介绍，供您参考。

方法一

原料：干姜 30 克，食盐 100 克。

操作：将干姜研为粗末，与食盐一同放入锅中，混匀后炒热，用纱布包裹，热熨胃脘部，一般每次热熨 30 分钟，每日 1~2 次。

适应证：慢性胃炎脾胃虚寒之胃脘痛。

方法二

原料：连须葱头 30 克，生姜 15 克。

操作：将葱头、生姜分别捣烂，混匀后炒热，用纱布包裹，热熨胃脘部，一般每次热熨 30 分钟，每日 1~2 次。

适应证：慢性胃炎胃脘部疼痛不适，中医辨证属脾胃虚寒者。

方法三

原料：麸皮 30 克，生姜渣 15 克，米醋适量。

操作：将麸皮与生姜渣一同放入锅中，炒热后加入米醋搅匀，再稍炒片刻，用纱布包裹，趁热熨敷胃脘部，一般每次热熨 30 分钟，每日 1~2 次。

适应证：慢性胃炎胃脘部痞满不适者。

方法四

原料：吴茱萸 75 克，薄荷 50 克，葱白、米醋各适量。

操作：将吴茱萸、薄荷共研为粗末，将葱白捣烂，之后葱白、吴茱萸、薄荷一同充分混匀，拌入米醋，用纱布包裹敷于胃脘部，再用热壶熨之，一般每次热熨 20~30 分钟，每日 1~2 次。

适应证：慢性胃炎之胃脘痛属寒痛、气痛者。

方法五

原料：吴茱萸叶、橘子叶、香薷叶各 60 克，大葱 120 克。

操作：将吴茱萸叶、橘子叶、香薷叶及大葱共捣烂如泥，充分混合，在锅中炒热，用纱布包裹，熨敷于胃脘脐腹部，外用热水袋加温熨之，一般每次热熨 30 分钟，每日 1~2 次。

适应证：慢性胃炎脾胃虚寒及寒凝气滞之胃脘痛。

方法六

原料：高良姜、木香各 30 克，川椒 20 克，吴茱萸 15 克，白酒适量。

操作：将高良姜、木香、川椒、吴茱萸共研为粗末，炒热后加入白酒搅匀，再稍炒片刻，用纱布包裹，趁热熨脐周及中脘穴，一般每次热熨 20~30 分钟，每日 1~2 次。

适应证：慢性胃炎寒凝气滞之胃脘痛。

方法七

原料：干姜 20 克，吴茱萸 10 克，艾叶 30 克，附子 15 克，细辛 3 克。

操作：将干姜、吴茱萸、艾叶、附子、细辛共研为粗末，入锅内炒热，用纱布包裹，热熨胃脘部，一般每次热熨 30 分钟，每日 1~2 次。

适应证：慢性胃炎虚寒型胃脘痛。

方法八

原料：丁香 10 克，干姜、香附各 30 克，小茴香 15 克，木香 20 克。

操作：将丁香、干姜、香附、小茴香、木香共研为粗末，入锅内炒热，用纱布包裹，热熨胃脘部，一般每次热熨 30 分钟，每日 1~2 次。

适应证：慢性胃炎寒凝气滞和脾胃虚寒之胃脘痛。

47 应用中药热熨调治慢性胃炎应注意什么？

咨询： 我近段时间总感觉上腹部胀满、隐痛、烧心，昨天到医院就诊，经检查确诊为慢性胃炎。听说中药热熨能调治慢性胃炎，缓解慢性胃炎引起的诸多不舒服，我朋友弄了个中药热熨处方，想让我调理一下，请您告诉我：应用中药热熨调治慢性胃炎应注意什么？

解答： 这里首先告诉您，中药热熨确实能调治慢性胃炎。为了保证中药热熨调治慢性胃炎安全有效，避免不良事件发生，在应用中药热熨调治慢性胃炎时，应注意以下几点。

（1）要根据中药热熨的适应证和禁忌证选择患者，严禁不宜采用中药热熨的患者进行中药热熨治疗。中药热熨法选配的药物应品种数量少而效力强，尽量使用穿透力强的药物，便于渗透皮肤。要根据慢性胃炎患者不同病情选取与之相适应的药物，在明白注意事项后，再进行中药热熨治疗。

（2）中药热熨治疗时患者应采用舒适的治疗体位，通常热熨脘腹时宜取仰卧位。中药热熨要边熨边按摩，使用时要温度适宜，防止烫伤皮肤。开始时熨袋较烫，操作手法要轻、快，熨袋温度稍降后，手法逐渐加重、速度由快渐慢，以患者能耐受而又不烫伤皮肤为度。中药热熨后要注意避风保暖，静卧休息，以防受冷感冒。

（3）中药热熨调治慢性胃炎的作用有限且较弱，通常只用于慢性胃炎胃脘部疼痛不适属脾胃虚寒及寒凝气滞患者，缓解疼痛不适之用。临床中单独应用中药热熨调治慢性胃炎者较少，通常与内服药物治疗、饮食调理、情志调节以及起居调摄等治疗调养方法配合应用，以提高临床疗效。

第三章
自我调养慢性胃炎

俗话说，疾病三分治疗，七分调养。这足以说明自我调养在疾病治疗中的重要性。如何选择适合自己的调养手段，是广大慢性胃炎患者十分关心的问题。本章详细解答了慢性胃炎患者自我调养过程中经常遇到的问题，以便在正确治疗的同时，恰当选择调养手段，只有这样做，才能消除慢性胃炎引起的诸多身体不适，保证身体健康。

01 什么是不良的生活方式？改变不良的生活方式指的是什么？

咨询： 我患有慢性胃炎，听说不良的生活方式与慢性胃炎的发生密切相关，改变不良的生活方式是防治慢性胃炎的重要方法，请问：什么是不良的生活方式？改变不良的生活方式指的是什么？

解答： 确实像您听说的那样，不良的生活方式与慢性胃炎的发生密切相关，改变不良的生活方式是防治慢性胃炎的重要方法。这里所说的不良的生活方式，是指人们日常生活中的一些和慢性胃炎发生有关的不良的生活习惯，主要指饮食不科学、不坚持适当运动、过量饮酒、吸烟、生活起居没有规律、工作压力大以及精神紧张等。

改变不良的生活方式是指将不良的生活方式改变为健康的生活方式，健康的生活方式包括合理膳食、适量运动、戒烟限酒、心理平衡等。所谓合理膳食即按照科学的方法安排饮食；适量运动是指根据自身的情况坚持参加适合自己的运动锻炼；戒烟限酒即不吸烟和限制饮酒的量；心理平衡则是指保持良好的心态。

为了便于理解和记忆，改变不良的生活方式的内容还可以更具体化为以下几句话，大家应当牢牢记住并每天在日常生活中给予实现。这几句话是不吸烟，管好嘴，迈开腿，好心态，饭吃八成饱，日行万步路。如果将这几句话与上面的“戒烟限酒、适量运动、合理膳食、心理平衡”对应起来，就是“不吸烟——戒烟限酒”“管好嘴——合理膳食”“迈开腿——适量运动”“好心态——心理平衡”。此外，“管好嘴”的基本要求就是“饭吃八成饱”，而“迈开腿”的最基本要求就是“日行万步路”。

02 慢性胃炎患者为什么要重视饮食调养？

咨询：我近段时间总感觉上腹部胀满、反酸，吃饭也减少了，前天到医院就诊，经检查诊断为慢性胃炎，正在服药治疗，医生特别交代饮食调养是慢性胃炎综合治疗的重要方面，一定要重视，我不太明白，麻烦您给我讲一讲：慢性胃炎患者为什么要重视饮食调养？

解答：这里首先告诉您，合理的饮食营养对慢性胃炎患者来说确实十分重要，慢性胃炎患者一定要重视饮食调养。饮食调养又称“饮食疗法”“食物疗法”，简称“食疗”，它是通过改善饮食习惯，调整饮食结构，采用具有治疗作用的某些食物（疗效食品）或适当配合中药（即药膳），来达到治疗疾病、促进健康、增强体质目的的一种防病治病方法。

人们常说“民以食为天”，粮油米面、瓜果蔬菜、盐酱醋茶，我们每天都要与之打交道。饮食在人类生活中占有非常重要的地位，食物是人体生命活动的物质基础，可改善人体各器官的功能，维持正常的生理平衡，调整机体状态。我国自古以来就有“药食同源”之说，祖国医学十分重视饮食调养，早在《素问·脏气法时论》中就有“五谷为养，五果为助，五畜为益，五菜为充”的记载，提出合理的配膳内容有利于人体的健康。唐代伟大的医学家孙思邈在《备急千金要方·食疗》中说：“凡欲治疗，先以食疗，既食疗不愈，后乃用药尔。”清代医家王孟英也说：“以食物作药物，性最平和，味不恶劣，易办易服。”希腊著名医生希波克拉底也曾强调指出：“营养适宜，治疗彻底。”“食物药物应互为替补。”这些都说明了饮食调养对人体健康、疾病的治疗具有特别重要的作用。食疗可以排内邪，安脏腑，清神志，资血气。了解食物的基本营养成分和性味作用，用食平疴，怡情遣病，是自我调养中最高明的“医道”。

饮食不当、嗜食辛辣肥腻食物及饮酒是慢性胃炎发生或发作的重要因素。遵循饮食宜忌而调理之，是治疗调养慢性胃炎、促进慢性胃炎患者顺利康复的重要措施。合理的饮食不但可以配合治疗，增强疗效，还可以增强脾胃功能，减少病情反复，所以慢性胃炎患者必须重视饮食调养，注意选用药膳进行调治。

03 慢性胃炎患者的饮食调养原则是什么？

咨询：我今年36岁，患有慢性胃炎，正在服用奥美拉唑、多潘立酮治疗。我明白饮食调养对慢性胃炎患者十分重要，也很想注意饮食调养，就是不知道如何是好，我要问的是：慢性胃炎患者的饮食调养原则是什么？

解答：的确，饮食调养对慢性胃炎患者十分重要，慢性胃炎患者的饮食调养是有其原则的。现将慢性胃炎患者的饮食调养原则简单介绍如下，供您参考。

（1）营养丰富，易于消化：饮食首先必须经过胃的消化功能，完成第一步工作，然而在慢性胃炎时，胃应该适当休息，不可增加负担，就必须选用营养丰富、含渣滓较少、易于咀嚼和消化的食物。因为含渣滓较多的食物不易嚼烂，难以消化，对胃黏膜有一定的刺激，容易引起慢性胃炎病情加重或复发。通常饮食亦宜清淡，即要求是五味不宜太过，节制辛辣煎炒及肥甘厚味，此乃出于对胃的消化承受能力的考虑。

（2）食以温软，忌食生冷：慢性胃炎病程迁延，反复发作，多数患者脾胃虚弱，中阳不足，运化失职。因此，饮食调养重在健脾益气，温中助运，其食品应选温、软、缓者为宜，易于消化，减少胃的负荷量，有利于慢性胃炎的治疗和康复。应忌食生冷饮食，因生冷食品会损伤脾胃阳气，影响脾胃的运化功能，不仅可引起胃脘部疼痛不适、腹胀等症状，还易使慢性胃炎加重或复发。

（3）少食多餐，进食得法：每次进食量不宜太多，过多则胃胀不适，甚至有引起胃扩张之虑，故每次进食八成饱即可。为满足机体热能和营养物质的需要，在少食的基础上，可安排多餐，1日可进食4餐或5餐。多餐制亦应注意要规律性多餐，即每日定时进餐，以免扰乱胃的分泌功能，同时应避免过饥过饱。进食要得法，宜细嚼慢咽，反对狼吞虎咽，食物嚼得细碎易于消化吸收，并能减轻胃肠的负担。

（4）消为滞用，补在消中：慢性胃炎需要不断给予营养补充，以适应机体的需要，但久病脾胃虚弱，稍有不慎，会出现食滞伤脾，或脾虚失运，或食停胃脘等，特别是慢性胃炎的康复阶段，每易思则喜进，食而即过，最易出现饮食停滞，故尤应防止饮食所伤。对于慢性胃炎患者，通常的做法是根据脾虚宜补、食滞宜消的原则，饮食调养以消中兼补，补在消中，不可消导太过，伐伤已在病中之胃。且应注意节制饮食，才能杜绝伤食的弊端。

（5）不宜偏食，食后会养：食物也是具有性味的，如果食之过量，甚至偏食，则易伤脾胃，久而久之，或化热、或化火，酿成疾患。所以慢性胃炎患者在饮食调理时要注意防止偏食，且食疗也要讲究疗程，不宜长时间食用同一种食物。慢性胃炎患者易出现食后胃胀，故进食后的保养方法十分重要，保养得法，既可消除或减轻食后胃胀，又能帮助胃肠消化，食后保养尤其应注意食后忌卧、忌思考、忌剧烈活动等。

（6）注意慎忌，避免伤胃：慢性胃炎患者消化功能失调，对一些食物不能耐受，且有的食物对胃肠有损伤，尤其有慢性胃炎时更易引起，故慢性胃炎患者在食物的选择上应有所考虑，辛辣刺激、过烫过冷、肥甘油腻、坚硬粗糙、韧性难消化、易引起胀气以及变质不洁的食物都要注意避免食用。

（7）辨证配膳，能化则安：食物也有寒热温凉之性，有或补或攻之作用，因此在进行食疗时必须以中医理论为指导，根据慢性胃炎患者的特点，遵循辨证配餐的原则，即在辨证的基础上立法、配方、制膳，以满足所需的食疗、食补、营养的不同要求。由于慢性胃炎患者脾胃功能常弱，运化不力，故在进行饮食调养和食疗时，还应注意脾胃的运化功能，食疗勿忘健脾，否则脾胃弱而不化药力，药疗、食疗均达不到预期的目的。

（8）药食兼备，粥方为上：在进行饮食调养和食疗时，要根据需要选择药物，且在此基础上，严格按照炮制规程进行炮制处理，同时在配方中注意药物之间以及药物与食物之间的配伍宜忌，还应按配方制作的工艺进行煎、煮等烹饪，使配方药物、食物既不失其自然之色、香、味、形，又有药的治疗功能，具有药食兼备的特点。能调治慢性胃炎的食疗方很多，由于粥既可养脾胃又可用来治病，非常适合慢性胃炎的调治需求，所以粥方是调治慢性胃炎的最佳食疗方案。

04 慢性胃炎患者的饮食有哪十宜?

咨询：我患有慢性胃炎，知道慢性胃炎患者应注意饮食调养，以前总认为饮食调养就是少吃辛辣食物、不暴饮暴食，今天见到医院营养科的医生，说我的看法并不准确，慢性胃炎患者的饮食调养有十宜，我想了解一下：慢性胃炎患者的饮食有哪十宜?

解答：饮食不当不仅是慢性胃炎发生的重要因素，不良的饮食习惯也不利于慢性胃炎的治疗和康复，因此合理的饮食对慢性胃炎患者来说相当重要。慢性胃炎患者在日常生活中必须注意饮食的宜与忌。将慢性胃炎患者饮食适宜的方面归纳起来，有以下十宜。

（1）宜少宜精：宜少是指不可过饥再吃东西，且吃东西 1 次不可过饱；不宜等到极渴时再饮水，饮水 1 次不宜过多；晚饭宜少而不宜多。宜精是指少吃粗糙和粗纤维多的食物，尤其对于有消化不良的患者，要求食物要精工细作，富有营养。

（2）宜温宜洁：宜温是指慢性胃炎患者的饮食不可过凉也不可过热，以温为好，不可过食冷食和瓜果，也不能因畏凉食而吃热烫饮食，这对食管和胃的损伤都很大。宜洁是指慢性胃炎患者的抵抗力较差，应注意防止食物被污染，并注意食用器具的卫生。

（3）宜鲜宜淡：宜鲜是指吃适量新鲜蔬菜和水果，可防癌；

同时也指吃新鲜的食物，不食腐烂变质的食物。宜淡是指宜适当多吃清淡的素食。中医认为淡味是养胃的，清淡素食既易于消化吸收，又利于慢性胃炎的康复，而且可使人长寿。新鲜蔬菜、五谷虽然都为健胃佳品，但食用也不可过量。

（4）宜软宜缓：宜软是指饭食、蔬菜、鱼肉之品宜软烂，不宜食油煎、油炸、半熟之品及坚硬食物，既难消化，也有刺激胃黏膜之弊端。宜缓则是指细嚼慢咽，充分地咀嚼，唾液大量分泌，既有利于食物的消化吸收，又有防癌抗衰老的效果。

（5）宜补宜顺：宜补是指饮食的选择应注意补益脾胃，使脾胃功能强健，而不可再损伤脾胃功能。宜顺则是说饮食宜适当多吃萝卜、小米、薏苡仁等理气和胃之食物，以防食滞中焦。

05 慢性胃炎患者的饮食有哪十忌？

咨询：我患有慢性胃炎，正在服用泮托拉唑、复方铝酸铋治疗。我知道慢性胃炎患者饮食调养的重要，也清楚慢性胃炎患者的饮食有十宜，刚才从电视上看到慢性胃炎患者的饮食还有十忌，这还是第一次听说，想了解一下，请您告诉我：慢性胃炎患者的饮食有哪十忌？

解答：的确，慢性胃炎患者的饮食，除了十宜，还有十忌。具体来说，慢性胃炎患者的饮食包括以下十忌。

（1）忌暴饮暴食：暴饮暴食容易损伤胃肠，导致急慢性胃炎、消化性溃疡等疾病发生，也直接影响慢性胃炎的治疗和康复，所以慢性胃炎患者切记不可暴饮暴食。

（2）忌过冷过热：过冷、过热之食物对慢性胃炎患者有百害而无一利，容易损伤胃黏膜，影响慢性胃炎的治疗和康复，所以饮食应忌过冷过热。

（3）忌饮用酒类：酒不论是白酒、红酒还是果酒，都可对胃肠道造成损伤，使已损伤的黏膜难以修复，慢性胃炎患者以忌饮酒类为妥。

（4）忌坚硬难消：坚硬难以消化之食物，如粗粮、干果等，应避免食用，以免对胃黏膜造成损伤，不利于慢性胃炎患者的治疗康复。

（5）忌柿子黑枣：柿子和黑枣含有鞣质、果胶等，不仅可损伤胃黏膜，过量食用还容易在胃内形成结石，诱发慢性胃炎，形成溃疡、出血等，所以慢性胃炎患者应忌食柿子和黑枣。

（6）忌腌制食品：腌制食品含盐量较高，可破坏胃黏膜屏障，损伤胃黏膜，对慢性胃炎患者胃黏膜的修复带来不利影响，所以慢性胃炎患者不宜食用腌制食品。

（7）忌辛辣煎炸：辛辣、过酸、过甜以及煎炸的食物可刺激胃黏膜，影响慢性胃炎的治疗康复，所以辛辣煎炸之食物以不吃为好。

（8）忌糯米食物：糯米经过煮熟之后，无论是糯米饭还是糯米制作的其他食物，其黏性均较大，正常人吃后也难消化。糯米滞留在胃内的时间长，从而刺激胃壁细胞使胃酸分泌增加，给慢性胃炎的治疗和康复带来不利影响，所以慢性胃炎患者应避免食用糯米类食物。

（9）忌乱吃零食：饮食应定时定量，不间断、无节制地乱吃零食，使胃不断受到食物的刺激，增加了胃的蠕动和胃酸的分泌，对慢性胃炎的治疗康复不利，所以慢性胃炎患者应注意不要乱吃零食。

（10）忌乱补伤胃：慢性胃炎患者多数体质虚弱，给予调补之品，尤其是补益脾胃之品是适当的，但补之应得当、合法，应在有经验医生的指导下进行，不切实际地乱用补品不仅对疾病的康复无益，反而容易损伤脾胃，所以应切记不可乱用补品。

06 慢性胃炎患者应如何判断自己的体质？

咨询：我患有慢性胃炎，知道自我调养的重要性，也清楚不同类型的体质调养的侧重点各不一样。听说中医将人的体质分为七种类型，我们可以根据这些体质类型有针对性地进行自我调养。我要问的是：慢性胃炎患者应如何判断自己的体质？

解答：人体在体质上确实存在着个体差异，中医通常将人的体质分为正常质、气虚质、阳虚质、血虚质、阴虚质、阳盛质以及气郁质七种类型。了解人的体质特点，是正确进行自我调养的前提和基础，也是辨证用膳、正确选择食疗方法的重要一环。慢性胃炎患者可根据以下描述判断自己的体质类型。

正常质：正常质的人多由先天禀赋良好，加之后天调养得当所形成。具有阴阳平衡，气血旺盛流畅，脏腑功能协调正常，机体抗病能力强的生理特征。

气虚质：气虚质者元气不足，脏腑功能衰弱，抗病能力不强。主要表现为精神疲惫，肢体倦怠，动则易出汗，易于感冒等。

阳虚质：阳虚质者阳气偏衰，功能减退，热量不足，抗寒力弱。主要表现为面色淡白无华，口淡不渴，形寒喜暖，四肢欠温，不耐寒冷，精神不振，大便易溏，小便清长。

血虚质：血虚质者营血不足，濡养功能减弱。主要表现为形体瘦弱，面色苍白无华，口唇指甲色淡无华，毛发干枯易落。

阴虚质：阴虚质者阴精偏衰，功能虚亏。主要表现为形体消瘦，五心烦热，口渴喜饮，舌质红，苔薄少。

阳盛质：阳盛质者阳气偏盛，机体各种功能亢奋，热量过多。表现为形壮体热，面色红光，喜冷怕热，口渴喜饮，口苦口臭，小便短赤，大便干结等。

气郁质：气郁质者机体气机壅滞不畅，以妇女多见。主要表现为性情急躁易怒，忧郁寡欢，时欲叹息，食欲不振等。

07 慢性胃炎患者的饮食如何因人、因时、因地而异？

咨询：我今年52岁，患慢性胃炎已有一段时间，正在服用药物治疗，我知道合理的饮食能调养慢性胃炎，听说慢性胃炎患者的饮食要因人、因时、因地而异，请您给我介绍一下：慢性胃炎患者的饮食如何因人、因时、因地而异？

解答：慢性胃炎患者由于性别、年龄、体质不同，患病的季节以及所处的地理环境各异，加之饮食习惯和嗜好也不一样，所以不同慢性胃炎患者的饮食应因人、因时、因地而异。原则上应根据慢性胃炎患者的具体情况，选择适宜的食物。

人的体质有阴、阳、强、弱的不同，如阴虚的人形体偏瘦，舌质偏红且瘦而干，易于“上火”，情绪易激动，饮食应当以清淡为宜，忌食辛辣火燥之品；而阳虚的人则相对较丰腴，肌肉松弛，舌体胖大而质淡，饮食应偏重甘而温，而不宜寒凉。另外，由于年龄不同，生理状况有差异，食疗也有区别。老年人组织器官与生理功能逐渐衰退，应注意补益，但不可太过，否则会适得其反，饮食应当清淡可口，荤素搭配，以素为主，同时烹调要细、软、烂、熟，宜少食多餐。青少年由于生长发育快，应保证食物营养充足、合理多样、富含蛋白质和维生素，忌偏食挑食。

因时而异是适应四季气候的变化，选择相宜食物，但并不排斥其他一般性常用食品。一年中有春夏秋冬四季，节气时令、温度、湿度等都是有差别的，慢性胃炎患者在不同季节吃什么、怎样吃也应随时令而有区别。如春夏季节应注意饮食要有利于阳气保养，而秋冬季节饮食要有利于阴气维护才有利于养生。春天宜多食小白菜、油菜、胡萝卜、芹菜、菠菜等；夏季以甘寒清凉为宜，适当添加清淡、祛暑的食物，如黄瓜、苦瓜、绿豆、赤小豆、薏苡仁、丝瓜等；秋季食物可适当多吃荸荠、百合、甘蔗等；冬季食品则宜多吃红枣、核桃仁、羊肉等。

我国地域辽阔，地理环境多样，尤其风俗各异，饮食习惯也相差很大，因地而异则有利于疾病的治疗和身体的康复。如西北地区多高原，气温低且干燥，故食物宜偏湿润，而南方地区气温偏高、多雨、潮湿，所以食物宜偏辛燥。当然有些地区还有特别的饮食习惯，如四川人爱食麻辣，上海、苏州、无锡人爱食甜食，山东人爱吃大葱等，地区性嗜好应当注意，但不能与治病养生的食疗混为一谈。

08 有益于慢性胃炎患者常吃的食物有哪些？

咨询： 我近段时间总感觉上腹部胀满、隐痛、反酸，昨天到医院就诊，经检查诊断为慢性胃炎。我知道慢性胃炎患者应注意饮食调养，也清楚有些食物适当多吃对疾病的治疗康复有利，有些食物则应尽量少吃，我想了解一下：有益于慢性胃炎患者常吃的食物有哪些？

解答： 的确，有些食物适当多吃对慢性胃炎的治疗康复有利，而有些食物则不利于慢性胃炎的治疗康复，应尽量少吃。下面选取几种日常生活中有益于慢性胃炎患者常吃的食物，逐一简要介绍，希望对您有所帮助。

（1）小麦：小麦为禾本科植物小麦的种子，其味甘，性凉，具有清热除烦、养心安神、补虚益肾，以及厚肠胃、强气力等功效。小麦乃日常生活中不可缺少的主食之一，人们食用的馒头、面条、糕点等，其成分主要就是小麦粉。常食小麦对心脾两虚所致的脏躁、烦热、消渴、虚损、失眠等有一定的防治作用。

现代研究表明，小麦营养丰富，含有淀粉、蛋白质、糖类、脂肪、卵磷脂、精氨酸、麦芽糖、蛋白酶、维生素等成分，不仅可给机体提供能量，还可增加细胞活力，调整胃肠功能，改善脑细胞功能，抗衰老，预防心脑血管疾病，作为主食，慢性胃炎患者宜常食之。当然，为了提供更加丰富的营养，改善胃肠功能，在以小麦粉为主食的同时，还应注意适当配合蔬菜、肉蛋等食物。

（2）荞麦：荞麦又称玉麦、三角麦、乌麦，是蓼科植物荞麦的种子。其味甘，性凉，具有降气宽肠、开胃消积、清热除湿之功效。荞麦虽是粗粮，热量较低，但营养丰富，是不可多得的保健食品。

荞麦中蛋白质的含量与大米相当，但人体必需的赖氨酸含量较高。荞麦中所含的脂肪主要是对人体有益的油酸和亚油酸，具有降低血脂的作用。荞麦中含有芦丁和烟酸，有降低血脂和胆固醇的作用。荞麦中还含有较多的无机盐，尤其是磷、铁、镁等，具有保护血管和抗血栓形成的作用。同时荞麦还能降气宽肠、开胃消积，非常适合消化性溃疡、慢性胃炎等胃肠病患者食用。常食荞麦有助于预防和治疗高血压、冠心病、中风、消化性溃疡、慢性胃炎等多种疾病。荞麦的吃法较多，可制成馒头、饼食用，也可做成面条、粥等食用。

（3）燕麦：燕麦又称雀麦、野麦、野大麦，是禾本科植物燕麦的种子。其味甘，性平，具有补益脾胃、敛汗止血之功效。因其营养丰富，易于消化，所以是体弱多病者常食的一种保健食品。

现代研究表明，燕麦中含蛋白质、脂肪、糖类、钙、磷、铁、维生素 B_1、维生素 B_2 及烟酸等。燕麦中不仅富含膳食纤维和植物蛋白，还含有对人体有益的亚油酸，所以燕麦有抑制胆固醇升高和保护血管的作用。燕麦营养丰富，易于消化，能补益脾胃、软化血管、降低血脂，不仅是高血压、冠心病、脑动脉硬化等心脑血管病患者的疗效食品，也是慢性胃炎、消化性溃疡等胃肠病患者的常用食材。燕麦的吃法较多，既可制成馒头、饼食用，也可做成面条、粥等食用。

（4）黄豆：黄豆为豆科植物大豆的黄色种子，乃“豆中之王”。其味甘，性平，具有益气养血、健脾宽中、润燥利水、和胃消胀、健脑益智等作用。黄豆制品是人们经常食用的食物之一，常食之能消除胃中积热，改善便秘、水肿胀满、小便不利、头晕健忘等症状，乃慢性胃炎、消化性溃疡等胃肠病患者的优质食品。

黄豆的营养成分比较全面，具有很高的营养价值。除含有丰富的蛋白质和脂肪外，还含有丰富的卵磷脂和维生素 B_1、维生素 B_2、维生素 E、维生素 A、叶酸、烟酸、大豆黄酮苷、钙、铁、磷等。黄豆中的蛋白质含量较高，且氨基酸的种类较全，所含人体必需氨基酸的比例与人体的需要相接近，其蛋白质的质量不亚于动物蛋白，所以有“植物肉”“绿色牛乳”的美誉。黄豆作为食物中的营养佳品，还兼有消除胃中积热、促进排便的功效，很适合慢性胃炎患者食用。由于黄豆中含有一种胰蛋白酶抑制素，会影响人体内胰蛋白酶的消化作用，所以整粒黄豆难以消化，经过加工后的豆制品破坏了这种物质，就比较容易消化了，因此，食用黄豆应以豆制品为主。黄豆作为原料可加工制成上百种豆制品，常食用的有豆腐、豆浆、豆芽、豆腐干、腐竹等。

（5）萝卜：萝卜又称莱菔、芦菔，为十字花科植物莱菔的根，乃人们常食的优质蔬菜之一。其味辛、甘，性平，具有消食化痰、顺气散积、通便消胀、补虚利尿、醒酒止渴等功效，对感冒、咳嗽、哮喘、食积、高血压、腹胀、纳差、呕吐、黄疸、便秘等病证有辅助治疗作用，是人们常用的疗效食品。

人们常说“冬吃萝卜夏吃姜，不劳医生开处方”“萝卜赛过梨”“十月萝卜小人参”，足以说明萝卜营养保健价值之高。萝卜营养丰富，甜脆可口，所含维生素C含量高于梨和苹果，维生素B_2及无机盐钙、铁、磷的含量也比苹果和梨高，所以人们爱把它当水果吃。萝卜中有促进脂肪代谢的物质，可避免脂肪在皮下堆积，有明显的减肥作用。萝卜中的水分含量也较大，又有较多的淀粉酶、芥子油等物质，是辛辣味的来源，有帮助消化、促进胃肠蠕动和排便的作用，有利于肠道通利。同时上述物质进入胃肠道被肠黏膜吸收进入血液后，可减少血液黏稠度，加快血液循环，降低血脂的沉降率，防止动脉粥样硬化。

萝卜是慢性胃炎、消化性溃疡等胃肠病患者的优质食品，慢性胃炎患者适当多吃萝卜，可改善消化功能，减轻腹胀脘痞、恶心呕吐以及大便秘结等症状，并能补充多种营养物质。由于萝卜顺气化痰通便的作用显著，对中医辨证出现胃肠积热、肝气郁结之慢性胃炎患者，更应多吃常吃。

（6）蘑菇：蘑菇又名口菇、白菇，属担子菌科，是世界上人工栽培最广泛、产量最多、消费量最大的食用菌。其味甘，性平，具有补益脾胃、化痰开胃、润肠通便、润燥透疹等功效。蘑菇是人们常食副食之一，尤其适宜于食欲不振、体虚乏力、贫血、慢性肝炎、慢性胃炎、消化性溃疡、便秘、高血压等患者食用。

蘑菇含有蛋白质、脂肪、糖类、粗纤维、钙、磷、铁、锌以及维生素 A、维生素 B_1、维生素 B_2、维生素 B_6、维生素 C、维生素 E、维生素 K 等成分。蘑菇含有丰富的蛋白质，享有“植物肉”之称，其所含的多糖类物质具有抗癌作用。蘑菇含有人体生长发育过程所必需的氨基酸，其营养丰富，味道鲜美，能增进食欲，补益胃气，具有滋补之性且能通便，是慢性胃炎、消化性溃疡、老年人及体弱便秘患者不可多得的疗效食品，慢性胃炎患者尤其是伴有便秘的慢性胃炎患者可经常食用。应当注意的是，蘑菇虽好，也不可过量食用，脾胃虚寒者更不宜多食。

（7）茼蒿：茼蒿又名蓬蒿菜、蒿子秆、蒿菜、菊花菜，是菊科植物茼蒿的茎叶，全国各地均有种植。茼蒿味甘、辛，性平，具有和脾胃、消痰饮、安心气、利二便之功效，适宜于脾胃虚弱，脘腹胀满、消化不良、小便不利、大便秘结、咳嗽痰多、失眠心悸、头晕头沉等患者食用，是人们常吃的蔬菜之一，也是慢性胃炎患者的食疗佳品。

茼蒿的营养成分非常丰富，除含有丰富的氨基酸、胡萝卜素及铁、磷、钙外，还含有挥发油、胆碱等物质。现代研究表明，茼蒿中的挥发油、胆碱等具有降压补脑作用。茼蒿中的粗纤维较多，能助消化、促进胃肠蠕动、通利大便、降低胆固醇，常吃茼蒿对高血压、神经衰弱、便秘、慢性胃炎、消化性溃疡、高脂血症等多种疾病均有调养作用。茼蒿用作食疗有多种吃法，将鲜茼蒿洗净，捣烂取汁，用温开水冲饮；将鲜茼蒿水煎取汁，每日分早晚 2 次饮用；将茼蒿焯一下，拌上盐、味精、香油食用；也可将茼蒿切碎，拌入肉馅做水饺、馄饨；还可将茼蒿与豆腐或肉类共炒等食用。

（8）小白菜：小白菜是十字花科植物青菜幼苗的全株，其味道鲜美，营养丰富，是一种不可缺少的大众菜。小白菜味甘，性平，具有养胃利水、清热除烦、解渴利尿、通利肠胃等功效，不仅是健康人经常食用的一种优质蔬菜，也是肺热咳嗽、便秘、心烦失眠、急慢性肝炎、慢性胃炎、消化性溃疡、丹毒等患者的食疗佳品。

现代研究表明，白菜含有蛋白质、脂肪、糖类、维生素 C、维生素 B_2 及铁、磷、钙等成分，其营养价值颇高。慢性胃炎患者经常食用小白菜，不仅能给机体提供能量和各种营养素，还可改善胃肠蠕动，调整胃肠功能，促进排便，所以宜适当多吃。白菜的吃法很多，可以炖、炒、熘、拌及做馅与配菜，特别是白菜含较多的维生素，与肉类混合同食，荤素搭配，不仅色鲜味美，其营养价值更高。

（9）牛奶：牛奶又称牛乳，为牛科动物黄牛或水牛的乳汁。其味甘，性平，具有补虚损、益肺气、润皮肤、解毒热、润肠通便等功效，是病后康复及虚弱劳损患者最常用的保健饮品，对于慢性胃炎患者来说，牛奶也是一种常用的保健饮品。

牛奶含有丰富的蛋白质、钙质，特别是牛奶中的钙与蛋白质是结合在一起的，两者极易被人体吸收，是最好的高蛋白、高钙、低胆固醇食品，可作为补充蛋白质和钙的良好来源。同时牛奶还含有维生素 B_2、维生素 B_1、维生素 A、叶酸、糖类、烟酸、铁、镁、钾、磷等成分，能全面提供人体所需的营养素、热量，提高机体的免疫功能，常喝牛奶可以延缓衰老、预防疾病、增强体质。由于我国许多地区的饮食结构仍呈低蛋白、低钙型，因此提倡多饮牛奶有利于改变饮食构成的不合理状况，对提高人民健康水平有重要意义。当然，牛奶的饮用宜适量，决不能无限制地大量摄入，过量食入者不仅不能完全吸收，还可导致腹胀腹泻等，反而对身体不利。

（10）蜂蜜：蜂蜜亦称蜂糖，是由蜜蜂采集花粉酿制而成。其味甘，性平，具有滋养补中、润肺止咳、清热解毒、健脾益胃、养血护肝、润肠通便、缓急止痛、益寿养颜、强壮身体等作用，是男女老幼皆宜的优质食品和良药。

蜂蜜是大自然赠予人们的奇异礼物，它不仅味道甜美，营养丰富，而且是治疗多种疾病的良药，被誉为“健康之友”。蜂蜜中含有丰富的糖类、蛋白质、糊精、脂肪、多种有机酸、酶类和维生素，故是滋补上品。现代研究表明，常吃蜂蜜可促进人体组织的新陈代谢，调整胃肠功能，增进食欲，改善血液循环，恢复体力，消除疲劳，增强记忆，防止大便秘结。因此，蜂蜜对体质虚弱者及高血压、冠心病、神经衰弱、贫血、失眠、便秘、慢性胃炎、消化性溃疡等患者都是非常有益的。

由于蜂蜜含有的多种氨基酸、维生素及其他营养物质在高温如加热到 97℃以上时，几乎全被破坏，所以食用蜂蜜不能煮沸，也不宜用沸水冲服，最好用低于 60℃的温开水冲服，或拌入温牛奶、豆浆、稀粥中服用。另外，食用蜂蜜要注意不吃生蜜，尤其是夏季产的生蜜，因为夏季野花众多，蜜蜂采了部分有毒野生植物的花粉，所酿的蜂蜜可引起中毒，夏季酿蜜需经化验加工后方可食用。

09 慢性胃炎患者怎样避开不适宜自己的食物？

咨询：我患有慢性胃炎，正在服药治疗，我知道慢性胃炎患者应注意饮食调养，有些食物很适合慢性胃炎患者食用，有些食物则应尽量避开不吃，我想知道的是：慢性胃炎患者怎样避开不适宜自己的食物？

解答：吃是人生的一大乐趣，在人的一生中，可以说都有不计其数的食物穿肠而过。在这么多食物中，怎样才能保证我们选择的食物科学合理？慢性胃炎患者怎样避开不适宜自己的食物呢？下面这些食物，慢性胃炎患者根据其性能和自身情况选择应用，就能趋利避害。

（1）甘薯：甘润壅气，能润肠通便，但多食易产气和反酸，加重胃部不适症状。慢性胃炎便秘者宜适当食之，消化不良者以及有脘腹胀满症状者应少吃。

（2）丝瓜：其性偏凉又有滑肠致泻作用，多食、久食可损及脾胃的纳运功能。慢性胃炎属阳热证及有便秘者宜适当多食，而脾胃功能弱者应少食。

（3）冬瓜：其性偏寒凉，有清热下行之力，多食可影响脾胃之阳。慢性胃炎属阳热证及有便秘者宜适当多食，脾胃虚寒者不宜多食。

（4）黄瓜：其性质寒凉，有清热下气之力，多食易伤阳气。

慢性胃炎属阳热证者宜适当多食，而脾胃虚寒者不宜食用。

（5）南瓜：甘温补益而滞气，多食可加重胃脘胀满不适等症状。慢性胃炎属虚寒证者宜适当多食，而阳热证及中焦气滞者不宜多食。

（6）桃子：其性偏热，多食助热壅气，令人腹胀。慢性胃炎属虚寒证者可适量食用，但出现胃热、阴虚病理机制者及有腹胀脘痞症状者不宜食。

（7）茄子：其性寒凉，有清泄之力，多食有碍脾胃之纳运。慢性胃炎属阳热证者宜适量食用，但脾胃纳运失常者不宜多食。

（8）莴笋：其性寒凉，有清泄之力，多食可伤脾胃之阳。故慢性胃炎属阳热证者宜适量食用，但阳虚者不宜食，脾胃虽健亦不可过食，过则损脾伤胃。

（9）甘蔗：其性寒凉，有下气之力，多食可通便，加重腹泻。慢性胃炎便秘者宜适当多食，有腹泻者则应少食之。

（10）荸荠：其性寒凉，有消积化食之力。慢性胃炎属阳热证者及有饮食停滞症状者宜适量食用，但空腹时不宜多食，脾胃虚寒之患者食之无益。

10 慢性胃炎患者能否选用保健补品？

咨询： 我今年49岁，近段时间总感觉上腹部胀满不舒服，还时不时隐痛、反酸，经检查诊断为慢性胃炎，正在服药治疗，今天无意中看到一则有关保健品的广告，说对慢性胃炎有辅助治疗作用，可常吃多吃，我不太相信，请问：慢性胃炎患者能否选用保健补品？

解答： 保健补品用之得当确实可促进病体的康复，但病有当补与不当补之分，同时保健补品还有补阴补阳、补气补血等的不同。保健补品不可滥用、过服，有的患者以为保健补品有益无损，多多益善，但往往适得其反，要根据患者的具体情况有目的、有针对性地选用保健补品，切不可不加分析地乱用。当今人们生活水平提高了，加上一些商家广告的不恰当宣传，使人们迷信一些保健补品而长期滥用，这样不仅贻误治疗时机，还容易掩盖病情。日常生活中因滥用保健补品贻误病情、引发的不良事件时有发生。

慢性胃炎患者能否选用保健补品？在众多的保健补品中，哪些适合慢性胃炎患者食用？这是患者较为关心的问题。大凡具有补养气血、调整胃肠功能、改善消除纳差脘痞腹胀之功效的保健品，对慢性胃炎都是有利的，可以选用，只有少数保健补品容易腻胃、影响消化功能，慢性胃炎患者不宜服用。“补”的目的除立足于补充人体必需的营养成分外，还应包括调整人体脏器功能及物质代谢平衡，所以对慢性胃炎患者来说，凡能保护胃黏膜、调整胃肠功能，促使阴阳平衡，对慢性胃炎有预防治疗调养作用的药物和食物均有一定补益作用。薏苡仁、山药、白术、茯苓具有健脾益胃之功效，对慢性胃炎有较好的预防治疗调养作用，称得上是慢性胃炎的“补药”。

慢性胃炎患者多有脾胃虚弱存在，一般而言是忌用具有滋补作用的保健补品的，以免滋腻碍胃、影响消化功能。对于体质虚弱的慢性胃炎患者，如出现脾胃虚寒、肝胃不和、胃阴不足等，可按中医辨证论治的原则选用保健补品，不过要注意去伪存真，不能光听广告，一定要在医生的指导下选用保健补品。比如人参虽是名贵的补品，但并非每个人都可以用，气虚者可以适当选用，阳热炽盛者则忌用；甲鱼具有滋补阴津的功效，适宜于肝肾阴虚之患者，阳虚患者不宜应用。从营养学角度来看甲鱼的蛋白质含量不及价格便宜的草鱼和鲫鱼，但它具有补脾养胃、消肿利水之功效，对痰浊中阻之体质肥胖的慢性胃炎患者较适宜。

趋补厌攻是病家的一大通病，常常干扰病变的进程而导致误治。徐灵胎在《医学源流论·人参》中针对当时喜补厌攻的风气，一针见血地指出滥用人参的害处，一般人只知道人参的滋补之功，而不知人参有“杀身破家”之害。患者吃人参致死“可以无恨”，而医家视其为“邀功避罪之圣药”，殊不知“人参一用，凡病之有邪者即死，其不得死者，终身不得愈”。保健品只能说是对某些病症有保健作用，能够包治百病的保健品是没有的，辨证论治是中医的特色和优势，选用保健补品当以辨证为基础，我们要切记。

11 适宜于慢性胃炎患者服食的粥类食疗方有哪些?

咨询: 我今年52岁，患有慢性胃炎，正在服用泮托拉唑治疗，效果还不错，我知道慢性胃炎患者应注意饮食调养，听说有针对性地经常喝些食疗粥对慢性胃炎具有很好的调养作用，正好我喜欢喝粥，麻烦您告诉我：适宜于慢性胃炎患者服食的粥类食疗方有哪些?

解答: 喜欢喝粥是个好习惯，根据慢性胃炎患者的具体情况经常喝些食疗粥，确实能调养慢性胃炎。适宜于慢性胃炎患者服食的粥类有很多，下面给您介绍一些，供参考选用。

（1）萝卜粥

原料：萝卜、粳米各100克。

制作：将萝卜洗净，切成小粒状；粳米淘洗干净。之后将萝卜粒和粳米一同放入锅中，加入清水适量，共煮成粥即可。

用法：病时取粥食之，中病即止，一般不佐餐食。

功效：理气和胃，消胀。

适应证：慢性胃炎胃脘胀满属气滞者。

（2）姜米粥

原料：高良姜、干姜各5克，粳米100克。

制作：将高良姜、干姜分别洗净，一同放入锅中，水煎去渣取汁，之后与淘洗干净的粳米共煮成稀粥即可。

用法：每日2次，分早、晚餐少量服食。

功效：温胃散寒，止痛。

适应证：慢性胃炎胃寒之胃脘部疼痛。

（3）玉枣粥

原料：玉竹15克，大枣10枚，粳米100克。

制作：将玉竹洗净，水煎去渣取汁，之后把大枣、粳米淘洗干净，与药汁一同倒入锅中，再加清水适量，共煮成粥即可。

用法：每日2次，分早、晚餐温热服食。

功效：滋阴养胃。

适应证：慢性胃炎胃阴亏虚，胃痛隐隐，消化不良，口干口渴者。

（4）栗子粥

原料：栗子、粳米各60克，山药30克，生姜3克，大枣5枚。

制作：将栗子去皮，洗净、切成小粒状；大枣去核洗净；山药去皮，洗净切片；生姜洗净切成细粒。之后把栗子、大枣、山药片、生姜粒与淘洗干净的粳米一同放入锅中，加入清水适量，武火煮沸后，改用文火煮粥即可。

用法：每日2次，分早、晚佐餐温热服食。

功效：健脾益气。

适应证：慢性胃炎脾胃虚弱，气血不足者。

（5）豆蔻粥

原料：肉豆蔻10克，生姜3克，粳米50克。

制作：将肉豆蔻捣碎研成细末，生姜洗净切成细粒备用。把淘洗干净的粳米放入锅中，加入清水适量，武火煮沸后，改用文火慢煮，煮至粳米半熟时，放入肉豆蔻和生姜，继续煮至粥成即可。

用法：每日 2 次，分早、晚餐温热服食。

功效：消食开胃，温中益气。

适应证：慢性胃炎脾胃虚寒及食积气滞者。

（6）茯苓粥

原料：茯苓 30 克，粳米 100 克。

制作：将茯苓研末备用。粳米淘洗干净放入锅中，加入清水适量，先煮粳米至半熟，再入茯苓末，继续煮至米熟粥成即可。

用法：每日 2 次，分早、晚温热服食。

功效：健脾化湿。

适应证：慢性胃炎脾胃气虚，湿困脾胃者。

（7）吴茱萸粥

原料：吴茱萸、生姜各 6 克，粳米 100 克，红糖适量。

制作：先用纱布包裹吴茱萸和生姜，加水煎煮 20~30 分钟，去渣取汁，之后将药汁与淘洗干净的粳米一同煮粥，待粥将成时加入红糖，再稍煮即可。

用法：每日 2 次，分早、晚佐餐食用。

功效：温中散寒，和胃止呕。

适应证：慢性胃炎虚寒胃痛，胃脘痞满，呃逆呕吐等。

（8）佛手粳米粥

原料：佛手柑 15 克，粳米 100 克，冰糖适量。

制作：将佛手柑洗净放入锅中，加水适量，煎汤去滓取汁；粳米淘洗干净，放入锅中，加入清水适量，文火煮粥，待粥将成时，加入佛手柑煎汁及冰糖，再稍煮即可。

用法：每日 2 次，分早、晚餐温热服食。

功效：健脾养胃，理气止痛。

适应证：慢性胃炎脾胃虚弱，消化不良，胃脘部疼痛者。

12 适宜于慢性胃炎患者服食的菜肴类食疗方有哪些？

咨询：我患有慢性胃炎，知道饮食调养的重要性，自从患病后每日的饮食都特别小心，生怕饮食不当对病情造成不利影响，听说有些菜肴类食疗方可调养慢性胃炎，准备试一试，但还不知道具体配方，我要问的是：适宜于慢性胃炎患者服食的菜肴类食疗方有哪些？

解答：适宜于慢性胃炎患者服食的菜肴类食疗方有很多，下面给您介绍几则常用者，供您选用，希望对调剂您的饮食和调养慢性胃炎有所帮助。

（1）神仙鸭

原料：水鸭 1 只，大枣、白果、莲子各 6 枚，人参 3 克，黄酒、酱油各 15 毫升，食盐适量。

制作：将水鸭宰杀，去毛及内脏洗净，沥干水分；大枣去核洗净，白果洗净去壳抠心，莲子用水发胀后擦去皮、抠心，人参切片，焙脆再打成细末。之后将黄酒和酱油混匀擦在水鸭的表皮和腹内；将大枣、白果、莲子装在碗内，撒上人参末混匀，一同填入鸭腹。再把水鸭放入盛器中，上笼用武火蒸 2~3 小时，至鸭肉熟烂即成，食时用食盐调味。

用法：每日 1 次，少量食用。

功效：健脾补虚。

适应证：慢性胃炎恢复期脾虚食少，心悸乏力，面色无华者。

（2）丁香焖鸭

原料：水鸭 500 克，丁香、肉桂、草豆蔻各 5 克，陈皮、砂仁各 3 克，生姜、葱白、食盐、酱油、黄酒、白糖各适量。

制作：将丁香、肉桂、草豆蔻、陈皮、砂仁分别洗净，用水浸泡，煎取汁液；水鸭活杀，去毛、杂，切成小块。起油锅，用生姜、葱白爆香水鸭块，加入药汁，稍炖片刻，入酱油、黄酒、食盐、白糖各适量，焖至鸭肉熟烂即可。

用法：每日 1 次，佐餐随量食用。

功效：温中散寒，健胃止痛。

适应证：慢性胃炎脾胃虚寒之胃脘痛。

（3）阳春肘子

原料：砂仁 25 克，猪肘子 1000 克，葱花 50 克，生姜丝 15 克，花椒 3 克，黄酒 50 毫升，麻油少许，食盐适量。

制作：将猪肘子刮洗干净，沥去水分，再用竹签将皮面扎满小孔；花椒、食盐在锅内炒烫，倒出稍晾，趁热在肘子上搓揉，然后放入陶瓷容器内腌 24 小时。砂仁研细末待用。把腌好的肘子再刮洗一遍，沥去水分，在肉的内侧撒上砂仁末，用净布包卷成筒形，再用绳捆紧，放入盛器中，再加入生姜丝、葱花及黄酒，用沸水旺火上笼蒸约 1.5 小时，取出稍晾，解去绳布，抹上麻油即成。

用法：每日 1 次，少量食用。

功效：健脾化湿和胃。

适应证：慢性胃炎脾虚湿滞或脾胃虚弱者。

（4）山楂肉干

原料：山楂、菜油各100克，猪瘦肉1000克，芝麻油15毫升，生姜丝、葱花各30克，花椒6克，黄酒25毫升，酱油50毫升，味精、白糖各适量。

制作：将山楂洗净，润软切成圆片，用50克山楂片放入锅中，加水约1500毫升，在武火上烧沸后，下入猪瘦肉，煮到六成熟，捞出稍晾后，切成约5厘米长的粗条，放在盆内，用酱油、葱花、生姜丝、黄酒、花椒拌匀，腌渍约1小时，再沥去水。炒锅倒入菜油炼熟，投入肉条榨干水气，色微黄时即用漏勺捞出沥去油。锅内留少许余油，投入余下的50克山楂，略炸后再将肉干倒入锅中，反复翻炒，微火焙干起锅装在方盘内，再淋入芝麻油，撒入味精、白糖即成。

用法：每日1~2次，随量食用。

功效：滋阴补脾，开胃消食。

适应证：慢性胃炎脾虚食滞出现纳差、腹胀、脘痞、嗳气等症状者。

（5）清蒸冬瓜夹

原料：冬瓜500克，香肠75克，食盐、味精、葱花各适量。

制作：将冬瓜削皮，去瓤、籽洗净，切成约1厘米厚的片，每片冬瓜由里向外切一刀，但不需切断；香肠用温水洗净，再用刀斜切成薄片。之后在每一片冬瓜的刀缝间夹上一片香肠，整齐地码放在盘中，撒上食盐、味精，上笼用中火蒸10~15分钟，下笼后撒上葱花即成。

用法：每日1~2次，佐餐食用。

功效：益气养胃，利水祛湿，开胃。

适应证：慢性胃炎脾胃虚弱，消化不良，脘腹痞满者。

（6）黄精党参蒸鸡

原料：嫩母鸡1只（重约700克），黄精、党参、山药各30克，生姜丝、葱花、食盐、胡椒粉、味精、植物油各适量。

制作：将嫩母鸡活杀，去毛及内脏洗净，切成小块，并用生姜丝、葱花、食盐、胡椒粉、味精、植物油调匀；黄精、党参、山药洗净，切碎。之后把调好的鸡块与上述药物一同放入碟子中，拌匀，入锅中，隔水蒸熟即可。

用法：每日1次，佐餐随量食用。

功效：益气补虚，健脾开胃。

适应证：慢性胃炎脾胃虚弱，气血不足者。

（7）橘皮胡椒煲鲫鱼

原料：鲫鱼1尾（约250克），生姜片20克，橘皮10克，胡椒3克，食盐适量。

制作：将鲫鱼宰杀去鳞、鳃及内脏，洗净沥干；生姜片、橘皮及胡椒用纱布包好，纳入鲫鱼腹内。之后将鲫鱼放入砂锅中，加入食盐，注入清水适量，文火煲熟即可。

用法：每日1次，适量食用。

功效：理气和胃。

适应证：慢性胃炎食欲不振者。

13 适宜于慢性胃炎患者服食的汤羹类食疗方有哪些？

咨询：我今年48岁，平时喜欢喝些汤或羹，近段时间总感觉上腹部胀满不适、反酸，昨天到医院就诊，经检查诊断为慢性胃炎。听说有些汤羹味道鲜美，具有食疗作用，很适合慢性胃炎患者食用，我想了解一下：适宜于慢性胃炎患者服食的汤羹类食疗方有哪些？

解答：确实有些汤羹，味道鲜美，并且具有食疗作用，很适合慢性胃炎患者食用，下面介绍一些，供您选用。

（1）清炖鸭汤

原料：青头鸭1只（重约1500克），苹果50克，赤小豆250克，葱白30克，食盐适量。

制作：将青头鸭宰杀，去毛、杂及内脏，洗净，然后把赤小豆、苹果装入鸭腹内，腹口缝好，放入锅中，加入清水适量，武火煮沸后，改用文火慢炖至鸭肉七成熟时，入食盐及葱白，继续炖至鸭肉熟烂即成。

用法：每日1~2次，随时食肉、吃豆，并饮汤。

功效：理气开胃，健脾利湿。

适应证：慢性胃炎肝脾不和，肝郁气滞所致的胸腹胀满、两胁不适、不思饮食、恶心欲吐等。

（2）酸甜猪肚汤

原料：猪肚 100 克，山楂片 120 克，冰糖 60 克，食盐适量。

制作：将猪肚洗净，切成细丝，之后与山楂片一同放入锅中，加入清水适量，武火煮沸后，放入食盐，改用文火慢炖，至猪肚丝熟烂，再加入冰糖，使其溶化调匀即可。

用法：每日 1 次，随量食肉饮汤。

功效：滋阴润燥，养胃止痛。

适应证：慢性胃炎胃酸缺乏、消化不良者。

（3）木耳豆腐汤

原料：黑木耳 30 克，豆腐 250 克，味精、食盐各适量。

制作：将黑木耳洗净，豆腐洗净切成小块，之后一同放入锅中，加入清水适量，共煮成汤，用味精、食盐调味即可。

用法：每日 1~2 次，食木耳、豆腐并饮汤。

功效：清热益胃。

适应证：慢性胃炎胃热炽盛之胃脘痛。

（4）扁豆山药羹

原料：白扁豆 60 克，鲜山药 100 克。

制作：将白扁豆淘洗干净，晒干炒熟，研成细粉备用。把鲜山药去皮洗净，切成如黄豆大小的小块状，放入锅中，加入清水适量，调入白扁豆粉，武火煮沸后，改用文火继续煮 30 分钟左右，至成稠黏糊状即可。

用法：每日 1~2 次，分早晚食用。

功效：益气健脾，祛湿和胃。

适应证：慢性胃炎脾胃虚弱，湿浊阻滞，主要表现为脘痞腹胀、纳差便溏。

（5）薏米陈皮鸭肉汤

原料：鸭肉 250 克，炒薏苡仁、莲子各 30 克，陈皮 6 克、生姜 4 片，胡椒、酱油、味精、食盐各适量。

制作：将鸭肉洗净，切成小块；薏苡仁、莲子（去心）、陈皮、生姜分别洗净。之后把鸭肉块及洗净的药物一同放入锅中，加入清水适量，武火煮沸后，加入胡椒、酱油，改用文火再煮 2 小时左右，至鸭肉熟烂，用味精、食盐调味即成。

用法：每日 1 次，随量食肉饮汤。

功效：补益脾气，健胃祛湿。

适应证：慢性胃炎脾胃虚弱夹有湿滞者。

（6）佛手延胡猪肚汤

原料：猪肚 1 个（约重 500 克），鲜佛手 50 克，延胡索 10 克，生姜、胡椒、酱油、食盐各适量。

制作：将猪肚切去肥油，用盐擦洗，并用清水反复漂洗干净，再放入开水中脱去腥味，刮去白膜，切成细丝；佛手（切片）、延胡索、生姜（切片）分别洗净。之后把猪肚丝和佛手、延胡索、生姜片一同放入锅中，加入清水适量，武火煮沸后，放入胡椒、酱油，改用文火慢炖 1 小时左右，至猪肚熟烂，用食盐调味即可。

用法：每日 1 次，随量食肉饮汤。

功效：疏肝理气，活血止痛。

适应证：慢性胃炎气机阻滞及气血瘀阻之胃脘痛。

（7）白芍石斛瘦肉汤

原料：猪瘦肉 250 克，白芍、石斛各 12 克，大枣 6 枚，胡椒、酱油、食盐各适量。

制作：将猪瘦肉洗净，切块；白芍、石斛、大枣（去核）

分别洗净。之后把猪瘦肉和白芍、石斛、大枣一同放入锅中，加入清水适量，武火煮沸后，放入胡椒、酱油，改用文火慢炖1小时左右，至猪肉熟烂，用食盐调味即可。

用法：每日1次，随量食肉饮汤。

功效：养阴益胃，缓急止痛。

适应证：慢性胃炎胃阴亏虚之胃脘痛。

（8）黑芝麻薏苡仁羹

原料：黑芝麻、薏苡仁各50克，枸杞子20克。

制作：先将黑芝麻去杂淘洗干净，晒干后放入锅中，用文火炒熟出香，趁热研成细末备用。把薏苡仁、枸杞子分别洗净，一同放入锅中，加入清水适量，武火煮沸后，改用文火煮1小时左右，待煮至薏苡仁酥烂呈黏稠状时，调入黑芝麻末，搅拌均匀即成。

用法：每日1~2次，分早晚食用。

功效：补益肝肾，理脾和胃。

适应证：慢性胃炎肝肾亏虚，脾胃虚弱，主要表现为腰膝酸软、神疲乏力、腹胀纳差。

14 适宜于慢性胃炎患者服食的面点类食疗方有哪些？

咨询：我近段时间总感觉上腹部胀满、隐痛、反酸，昨天到医院就诊，经检查诊断为慢性胃炎。我知道饮食调养的重要性，听说有些面点具有健脾和胃作用，很适合慢性胃炎患者食用，想进一步了解一下，请问：适宜于慢性胃炎患者服食的面点类食疗方有哪些？

解答：饮食调养是治疗调养慢性胃炎的重要方面，有些面点具有健脾和胃作用，比较适合慢性胃炎患者食用。下面介绍一些适宜于慢性胃炎患者服食的面点类食疗方，供您参考选用。

（1）萝卜饼

原料：白萝卜500克，生猪板油50克，熟火腿25克，小麦面500克，植物油、葱花、味精、黄酒、食盐各适量。

制作：将白萝卜洗净，切成细丝，加食盐稍腌挤干水分；生猪板油切成小丁，用黄酒和食盐腌一会；熟火腿切成丝，备用。小麦面200克，加植物油100克，揉成干油酥；小麦面300克，加植物油50克、温水适量揉成水油酥。两种油酥分别另揪成10个面剂，将干油酥逐个包入水油酥内，擀长叠拢，压成圆形皮。把萝卜丝、葱花、猪板油丁、火腿丝、味精拌匀，做成馅料，包入酥皮内擀成饼形。接着平底锅上旺火，加入植物油，烧热后入饼料，将饼煎至两面金黄色熟透即可。

用法：每日 1~2 次，当点心食用。

功效：理气消积，化痰宽中。

适应证：慢性胃炎出现脘腹胀满不适、嗳气、呃逆等症状者。

（2）豆蔻馒头

原料：白豆蔻 15 克，小麦面粉 500 克，苏打粉适量。

制作：将白豆蔻磨成细末，待小麦面粉制成面团发酵后，与苏打粉一起加入面团充分揉和，加工制成馒头，上笼蒸熟即可。

用法：每日 2 次，当主食食用。

功效：补虚健胃，行气化湿。

适应证：慢性胃炎脾虚湿阻者。

（3）麻仁栗子糕

原料：火麻仁、芝麻各 30 克，栗子粉、玉米面、红糖各适量。

制作：将火麻仁淘洗干净，研为细末；芝麻淘洗干净。之后把火麻仁末、芝麻与玉米面、栗子粉、红糖充分混合，以水和面，制成麻仁栗子糕，蒸熟即可。

用法：每日 1 次，当早餐食用。

功效：补虚润燥，和胃宽中。

适应证：慢性胃炎上腹部胀满、大便不畅者。

（4）赤豆玫瑰饺

原料：赤小豆 150 克，小麦面粉 200 克，白糖、糖玫瑰、猪油各适量。

制作：将赤小豆加水浸泡半日，煮至熟烂，捞出制成豆沙；炒锅上火，放入猪油，烧热后加入白糖炒溶，再入豆沙，用小火翻炒，至水分炒干，放进糖玫瑰，炒透后放凉，即成馅料。面粉加水制成面剂，擀成面皮，将馅料放入面皮捏成饺子，上笼蒸熟即可。

用法：每日 1~2 次，当点心食用。

功效：健脾化湿和胃。

适应证：慢性胃炎脾虚湿阻，上腹部胀满不适、纳差者。

（5）红枣高粱甜糕

原料：红枣 100 克，高粱面 500 克，小麦面 300 克，发酵粉、白糖各适量。

制作：将红枣洗净、去核，切成两半备用；高粱面、小麦面、发酵粉、白糖混合后，加温水适量和成面团，待面团发酵后，制成大块薄饼状，上面插上红枣，放入蒸笼蒸熟，切成小块即成。

用法：每日 1~2 次，当主食或当点心食用。

功效：健脾益胃，补血。

适应证：慢性胃炎脾胃虚弱，气血不足者。

（6）韭菜荞麦面饼

原料：韭菜 150 克，荞麦面粉 250 克，小麦面粉 100 克，花生油、鸡蛋、食盐各适量。

制作：将荞麦面、小麦面一同放入盆中，加温水和鸡蛋调成糊状；韭菜洗净，切成细末，倒入面糊中，加入食盐搅拌均匀。煎锅上旺火，加入花生油，烧至油热时，倒入适量面糊，摊成薄饼，煎至两面微黄饼熟即可。

用法：每日 1~2 次，趁热当点心食用。

功效：益气宽肠，促消化。

适应证：慢性胃炎消化不良、脘腹胀满不适者。

（7）葱花五香窝头

原料：玉米面500克，葱花100克，十三香、食盐各适量。

制作：将玉米面、葱花一同倒入盆中，放入十三香、食盐搅拌均匀，加温水和成面团，再把面团分成5份，制成窝头状，上笼蒸30~40分钟，至熟出笼即成。

用法：每日1~2次，当正餐食用。

功效：益气宽中和胃。

适应证：慢性胃炎胃脘部胀满不适者。

（8）荞麦面饼卷青菜

原料：荞麦面200克，嫩油菜、芹菜、胡萝卜、黄瓜各100克，鸡蛋2个，黄油、面酱各适量。

制作：将嫩油菜剪根，洗净、切碎，芹菜、胡萝卜、黄瓜洗净，切成细丝，混匀备用。把鸡蛋打破放入盆中，搅匀后加入荞麦面，再入适量清水搅成糊状。平底锅上旺火，放入黄油，烧热后倒入鸡蛋荞麦面糊，摊成薄饼，煎熟后起锅装盘。

用法：每日1~2次，薄饼卷上蔬菜、面酱当点心食用。

功效：理气消食，和胃调中。

适应证：慢性胃炎消化不良、腹部胀满者。

15 怎样根据辨证分型选用调养慢性胃炎的食疗方？

咨询：我患有慢性胃炎，知道饮食调养的重要性，也清楚不同的患者饮食调养的侧重点是各不一样的，从网上看到慢性胃炎患者可根据中医辨证选择食疗方进行调养，不过具体怎么选择网上没有说，请您给我讲一讲：怎样根据辨证分型选用调养慢性胃炎的食疗方？

解答：食物有寒热温凉之性和辛甘酸苦咸五味，其性能和作用是各不相同的。用饮食调养慢性胃炎，必须以中医理论为指导，根据慢性胃炎患者的特点，在辨证的基础上立法、配方、制膳，以满足所需的食疗、食补及营养的不同要求，做到合理搭配，对症进食，切勿盲目乱用。

中医通常将慢性胃炎分为脾胃虚寒型、肝胃不和型、胃阴不足型、寒热错杂型、脾胃湿热型、瘀血停滞型 6 种基本证型，依据其辨证分型选用调养慢性胃炎的食疗方，是获取良好效果的重要一环。

（1）脾胃虚寒型：其饮食调养宜以温中健脾，和胃止痛为原则。食疗方可选用白胡椒猪肚汤、参米粥、生姜羊肉汤等。

（2）肝胃不和型：其饮食调养宜以疏肝解郁，理气止痛为原则。食疗方可选用佛手粳米粥、佛手延胡猪肚汤、橘皮胡椒煲鲫鱼等。

（3）胃阴不足型：其饮食调养宜以养阴益胃，和中止痛为原则。食疗方可选用沙参玉竹汤、石斛玉竹粥、鳖肉杞子熟地汤等。

（4）寒热错杂型：其饮食调养宜以寒热并用，辛开苦降，理气和胃为原则。食疗方可选用胡椒糯米蒸狗胃、清蒸冬瓜夹、阳春肘子等。

（5）脾胃湿热型：其饮食调养宜以清热化湿，理气宽中为原则。食疗方可选用竹茹粳米粥、茯苓粥、木耳豆腐汤等。

（6）瘀血停滞型：其饮食调养宜以活血化瘀，和胃止痛为原则。食疗方可选用豆花鱼、地龙桃花饼、山楂粥等。

16 慢性胃炎伴发便秘可选用哪些食疗方？

咨询：我平时吃饭饥一顿饱一顿，患有慢性胃炎，让人苦恼的是最近又出现了便秘，大便总是像羊粪一样坚硬难解。我知道不仅是慢性胃炎，便秘同样需要注意饮食调养，可选用食疗方进行调理，我要问的是：慢性胃炎伴发便秘可选用哪些食疗方？

解答：慢性胃炎伴发便秘者并不少见，对于慢性胃炎伴发便秘的患者，饮食调养是最常采用的一种方法，可根据病情的不同选用适宜的食疗方进行调理。您想了解慢性胃炎伴发便秘可选用哪些食疗方，现选取几则常用者介绍如下，供您参考。

（1）桑椹蒸蛋

原料：桑椹膏 30 克，鸡蛋 2 个，核桃泥 30 克，熟猪油 15 克，酱油、味精各适量。

制作：将鸡蛋打入碗中，加入桑椹膏、核桃泥、味精，搅散调匀，上笼用旺火蒸 10 分钟左右，取出后加入熟猪油、酱油调匀即成。

用法：每日 1~2 次，空腹温热食之。

功效：养血补虚，健脾和胃，润燥通便。

（2）生地黄粥

原料：新鲜生地黄（或干地黄）适量，粳米 100 克，蜂蜜 30 毫升。

制作：将新鲜生地黄洗净后切段，榨取汁液（也可用适量的干地黄煎取汁液）备用。把粳米淘洗干净，放入锅中，加入清水适量，武火煮沸后，加入适量地黄汁液，改用文火慢煮，至米熟粥成，再加蜂蜜调匀即成。

用法：每日 2 次，分早、晚温热食用。

功效：清热生津，益气和胃，润肠通便。

（3）茼蒿炒笋丝

原料：茼蒿 100 克，莴笋 150 克，植物油、食盐、味精各适量。

制作：将茼蒿去老茎，洗净、切成小段，莴笋去外皮，洗净切成细丝。炒锅上旺火，放入植物油，烧至八成热，入笋丝翻炒片刻，再加茼蒿段同炒，放入食盐，加水焖熟，用味精调味即成。

用法：每日 1~2 次，佐餐食用。

功效：清热和胃，润肠通便。

（4）牛奶补养粥

原料：牛奶 200 毫升，粳米 100 克，大枣 20 枚。

制作：将粳米淘洗干净，大枣去核、淘洗干净。之后把粳米、大枣一同放入锅中，加入清水适量，武火煮沸后，改用文火煮粥，待米熟粥成时，加入牛奶，再煮沸即可。

用法：每日 2 次，分早、晚食之。

功效：益气血，强身体，调脾胃，利大便。

（5）薏苡仁百合汤

原料：薏苡仁 30 克，百合 12 克，白糖适量。

制作：将薏苡仁放入锅中，加入清水适量，武火煮沸后，改用文火煮至薏苡仁熟烂，加入百合再煮片刻，放入白糖调匀即可。

用法：每日 2 次，空腹温热食用。

功效：养阴补血，健脾和胃，润肠通便。

17 慢性胃炎伴发贫血可选用哪些食疗方？

咨询： 我近段时间总感觉身体困乏、上腹部胀满不舒服，还时不时反酸，昨天到医院就诊，经检查确诊为慢性胃炎、贫血。我知道慢性胃炎和贫血都需要注意饮食调养，听说我这种情况可用食疗方进行调理，想试一试，请问：慢性胃炎伴发贫血可选用哪些食疗方？

解答：慢性胃炎伴发贫血在日常生活中较为常见，食疗方具有很好的调养效果。您身体不舒服，同时患有慢性胃炎和贫血，用食疗方调理是不错的选择。下面介绍几则用于调养慢性胃炎伴发贫血的食疗方，您可在医生的指导下选择应用。

（1）桂圆莲子粥

原料：桂圆肉 15 克，莲子 20 克，粳米 100 克，冰糖适量。

制作：将桂圆肉、莲子、粳米分别淘洗干净，一同放入锅中，加入清水适量，武火煮沸后，改用文火煮至米熟粥成，调入冰糖即成。

用法：每日 2 次，分早、晚温热服食。

功效：补脾胃，益气血，安心神。

（2）茭白炒鸡蛋

原料：茭白 150 克，鸡蛋 3 个，葱花、食盐、植物油、味精、鲜汤各适量。

制作：先将茭白去皮、洗净，放入沸水中焯一下捞出，切成小片；将鸡蛋液打入碗中，加入食盐搅匀备用。将炒锅上火，放入植物油，烧热后炸葱花，倒入蛋液炒熟，盛于盘中。接着原锅上火，放入植物油烧热，入茭白片翻炒片刻，加入鲜汤、食盐、味精，稍炒后倒入熟鸡蛋，再一同翻炒几下即成。

用法：每日 1~2 次，佐餐食用。

功效：补气养血，滋阴生津，健脾益胃。

（3）归参炖母鸡

原料：当归、党参各 15 克，母鸡 1 只，生姜片、葱段、食盐、料酒各适量。

制作：将母鸡宰杀，去毛、杂及内脏，洗净，把当归、党参纳入鸡腹内，之后把母鸡放入砂锅中，加入清水适量，武火煮沸后，放入生姜片、葱段、食盐和料酒，改用文火煨至母鸡肉熟烂即成。

用法：每日 1 次，佐餐随意食用。

功效：补益气血。

（4）当归羊肉羹

原料：当归、黄芪、党参各 25 克，羊肉 500 克，生姜片、葱段、食盐、料酒各适量。

制作：将羊肉洗净，切成小块，当归、黄芪、党参装入纱布袋中，之后把羊肉块和纱布袋一同放入砂锅中，加入清水适量，武火煮沸后，放入生姜片、葱段、食盐和料酒，改用文火煨至羊肉熟烂即成。

用法：每日 1~2 次，佐餐食用。

功效：补养气血，健脾益胃。

（5）八宝鹌鹑蛋粥

原料：枸杞子、薏苡仁、扁豆、莲子、山药、桂圆肉、百合各 10 克，大枣 6 枚，鹌鹑蛋 3 个，粳米 100 克，白糖适量。

制作：将枸杞子、薏苡仁、扁豆、莲子、山药、桂圆肉、百合、大枣分别淘洗干净，一同放入锅中，加入清水适量，先用文火煎煮 30 分钟，放入淘洗干净的粳米，继续煮至米熟粥成，调入鹌鹑蛋液，再稍煮片刻即可。

用法：每日 2 次，分早、晚食用。

功效：补脾健胃，益气养血。

18 药茶能调养慢性胃炎吗?

咨询： 我今年 56 岁，平时喜欢喝茶，自从查出患有慢性胃炎后，担心喝茶不当会对病情造成不良影响，喝茶次数和量都明显减少了，刚才听说适当饮用药茶对慢性胃炎不仅无害，还有调养作用，我不太相信，请您告诉我：药茶能调养慢性胃炎吗?

解答： 您喜欢喝茶，这是个好习惯，但喝茶并不是多多益善，应做到适时、适量。对慢性胃炎患者来说，合理饮茶是有好处的，药茶确实能调养慢性胃炎。

茶不仅可单独冲泡饮用，也可与中药配合组成药茶冲泡或煎煮饮用，是人们日常生活中不可缺少的饮品。我国茶文化源远流长，历代医药学家都很重视茶叶的保健价值和对茶剂的研究。在浩如烟海的古医籍中记载了大量的药茶，如《外台秘要》中有消渴茶，《太平圣惠方》中记载有药茶方 10 余种，《食鉴本草》中亦有多种药茶方。《本草纲目》中说："茶饮之，使人益思、少卧、轻身、明目，利小便，去疾热。"合理的用茶不仅能爽神益智，还对多种疾病有辅助治疗作用。药茶疗法就是应用某些中药加工制成茶剂，用于治疗调养有关疾病的一种独特防病治病方法。

药茶疗法对防病治病、养生保健起着重要作用，药茶有治疗效果而无明显不良反应，所用药物容易购买，并且配制简单，饮用方便，价格低廉，患者可以自己动手制作，所以颇受人们喜爱，很多慢性病患者都乐于采取药茶疗法进行自我调养。药茶也是人们调养慢性胃炎的常用方法之一，慢性胃炎患者根据病情的不同选用适宜的药茶进行调理，确实能调整脾胃功能，达到改善胃脘部胀痛不适等症状，促使慢性胃炎逐渐康复的目的。当然，药茶疗法也有一定的局限性，其作用较弱，见效较慢，过多饮用还可引发胃脘部不适等，所以在采用药茶疗法调理时，应注意适时适量，同时还应注意与药物治疗、针灸疗法以及饮食调养、起居调摄等治疗调养方法配合，以提高临床疗效。

19 适宜于慢性胃炎患者饮用的药茶有哪些？

咨询：我近段时间总感觉上腹部胀满、烧心，吃饭也减少了，昨天到医院就诊，经检查诊断为慢性胃炎。听说有些药茶对慢性胃炎有调养作用，正好我喜欢饮茶品茶，但不清楚哪些药茶适宜于慢性胃炎患者饮用，我想知道的是：适宜于慢性胃炎患者饮用的药茶有哪些？

解答：有些药茶适量饮用确实对慢性胃炎有很好的调养作用，下面介绍一些适宜于慢性胃炎患者饮用的药茶，您可在医生的指导下根据自己的情况选择饮用。

（1）枇杷饮

原料：枇杷叶、鲜芦根各 10 克。

制作：将枇杷叶用刷子刷去毛，洗净烘干；芦根切片。之后一同放入锅中，加入清水适量，武火煮沸后，改用文火慢煮20~30分钟即成。

用法：每日1剂，代茶饮用。

功效：清热和胃止呕。

适应证：慢性胃炎胃中灼热，气逆作呕者。

（2）生姜茶

原料：生姜30克，红糖25克。

制作：将生姜捣烂放入锅中，加入清水适量，煮沸10分钟，之后放入红糖，再稍煮片刻即可。

用法：每日1剂，分早、晚各饮用1次。

功效：温胃散寒止痛。

适应证：慢性胃炎之寒积胃痛。

（3）佛手茶

原料：鲜佛手（干品6克）、麦芽各15克。

制作：先煎麦芽15~20分钟，去渣取汁，倒入茶杯中，再加入洗净的佛手，加盖闷10~15分钟即可。

用法：每日1剂，代茶饮用。

功效：疏肝理气和胃。

适应证：慢性胃炎肝胃气滞，脘腹胀满、嗳气反酸者。

（4）莲乳饮

原料：莲子肉50克，百合、生薏苡仁各20克，牛奶250毫升，白糖适量。

制作：将莲子肉、百合、生薏苡仁用纱布包裹缝好，放入锅中，加入清水适量，用中火煮沸10分钟，再改用文火慢煮半小时，把药包取出，在余液中加入牛奶，微火煮片刻，再放入白糖搅匀即成。

用法：每日 1 剂，随意饮用。

功效：补气养血，益胃和中。

适应证：慢性胃炎脾胃虚弱、病后体虚者。

（5）玫瑰花茶

原料：玫瑰花瓣 6~10 克。

制作：将玫瑰花瓣放入茶杯中，加适量沸水冲泡，加盖闷片刻即可。

用法：每日 1 剂，代茶饮用。

功效：理气消胀。

适应证：慢性胃炎胃脘胀痛者。

（6）茉莉菖蒲茶

原料：茉莉花、石菖蒲各 6 克，绿茶 3 克。

制作：将茉莉花、石菖蒲、绿茶共研为细末，加适量沸水冲泡，加盖闷片刻即可。

用法：每日 1~2 剂，代茶饮用。

功效：消胀开胃。

适应证：慢性胃炎胃脘胀闷，纳食不香者。

（7）甘蔗姜汁饮

原料：甘蔗 1 棵，生姜 50 克。

制作：将甘蔗去皮，压取汁液；生姜洗净，压取姜汁。之后把甘蔗汁、生姜汁倒在一起，搅匀即可。

用法：每日 1~2 次，缓缓饮之。

功效：和胃降逆止呕。

适应证：慢性胃炎胃气不和，上逆作呕、胸中烦闷而频吐痰涎者。

20 应用药茶调养慢性胃炎应注意什么?

咨询：我今年37岁，最近不知为什么，总感觉上腹部胀满、隐痛、反酸，昨天到医院就诊，经检查诊断为慢性胃炎。听说有些药茶能调养慢性胃炎，想试一试，但不知道应用药茶调养慢性胃炎有什么注意事项，我想了解一下：应用药茶调养慢性胃炎应注意什么?

解答：有些药茶确实能调养慢性胃炎，您患有慢性胃炎，可以在医生的指导下根据您的具体情况选用药茶，饮用一段时间试一试。为了保证药茶调养慢性胃炎安全有效，避免不良反应发生，在应用药茶调养慢性胃炎时，应注意以下几点。

（1）谨防原料霉变：加工制作药茶的原料茶叶和中药容易受潮霉变，如果出现霉变，不但没有香味和药用价值，而且含有真菌毒素，对人体危害极大，故应谨防药茶霉变。

（2）辨证选用药茶：由于药茶所选用中药的不同，不同药茶有其各不相同的适用范围。慢性胃炎患者要在医生的指导下，全面了解药茶的功效和适应证，结合自己的病情辨证选用药茶，不加分析地乱饮药茶不但难以获得调养慢性胃炎的效果，还易出现诸多不适。

（3）妥善保管药茶：制作好的药茶宜置于低温干燥处密封保存，在潮湿的环境中不宜经常打开，以免受潮。不要与有异味的物品放在一起，以防串味。一次制作的药茶不要太多，防止时间久而变质。

（4）恰当服用药茶：药茶冲泡或煎煮后应尽量当日饮用完，不要放置时间太长，更不能服隔夜茶，避免被细菌污染变质。在饮用药茶时还应注意适当忌口，饮用药茶的量要适当，太少达不到调养疾病的效果，太多则易影响消化功能，出现不良反应，反而不利于慢性胃炎的康复。由于某些药茶比较苦，难以下咽，在不影响药茶疗效的前提下，可适当加些矫味品，如冰糖、白糖、红糖、蜂蜜、炙甘草等。

（5）注意配合他法：药茶疗法有一定的局限性，其作用较弱，见效较慢，在采用药茶疗法调养慢性胃炎时，还应注意与药物治疗、针灸疗法以及饮食调养、起居调摄等治疗调养方法配合，以提高临床疗效。

21 运动锻炼能调养慢性胃炎吗?

咨询：我今年46岁，近段时间总感觉上腹部胀满、隐痛、烧心，经检查诊断为慢性胃炎。我知道运动锻炼可增强体质，防治疾病，准备积极参加运动锻炼，可也有人说运动锻炼并不能调养慢性胃炎，心中不免产生疑问，请您告诉我：运动锻炼能调养慢性胃炎吗?

解答：这里首先告诉您，适当的运动锻炼确实能改善胃肠功能，有助于慢性胃炎患者的治疗和康复。生命在于运动，一个健康的人，首先要有健康的体魄，并保持心理的平衡，而运动便是人类亘古不变的健康法宝。运动锻炼也称运动疗法、体育疗法或医疗体育，是指运用体育运动的各种形式预防和治疗疾病的方法。运动锻炼好比一帖良方，运动可在一定程度上代替药物，但药物却不能代替运动。运动使生活充满活力和朝气，有助于疾病的康复。运动锻炼最大的特点就是患者积极主动地参与，它充分调动患者自身的主观能动性，发挥内在的积极因素，通过机体局部或全身的运动，以消除或缓解病理状态，恢复或促进正常功能。

坚持适宜的运动锻炼可增强体质，防治疾病，恢复机体的各种正常功能。运动锻炼对慢性胃炎患者的影响是综合的，不仅能调节神经系统功能，改变慢性胃炎患者的精神面貌，解除神经、精神疲劳，消除焦虑、易怒、紧张等情绪，使之保持良好的状态，同时慢性胃炎患者通过适当的运动锻炼，还可调节机体组织器官的功能，调整阴阳气血，疏通经络，增强体质，激发人体内在的潜力，改善消化系统的功能，增进食欲，减轻或消除慢性胃炎患者胃脘部疼痛不适、腹胀脘痞、恶心嗳气等自觉症状。

运动锻炼是慢性胃炎患者进行自我调养的重要手段之一，其简单易行，老少皆宜，不受场地、时间的限制，可随时应用，具有其他疗法达不到的功效，所以深受广大慢性胃炎患者的欢迎。适宜于慢性胃炎患者运动锻炼的项目多种多样，慢性胃炎患者可在医生的指导下，根据具体情况选择适宜的锻炼项目进行练习，并养成锻炼习惯，长期坚持，以求得最佳运动锻炼效果。

22 慢性胃炎患者进行运动锻炼应注意什么？

咨询：我今年45岁，患有慢性胃炎，正在服药治疗。我知道运动锻炼的重要性，听说慢性胃炎患者的运动并非是随意的、无限制的，有一些需要注意的地方，不过我还不太清楚，请您给我介绍一下：慢性胃炎患者进行运动锻炼应注意什么？

解答：适当的运动锻炼确实能调养慢性胃炎，这是事实，但慢性胃炎患者的运动锻炼并非是随意的、无限制的。为了保证运动锻炼的安全有效，慢性胃炎患者在进行运动锻炼时，应注意以下几点。

（1）恰当选法：运动锻炼的种类和项目很多，慢性胃炎患者要根据自己的年龄、体质、环境以及病情等的不同，因人而异地选用适当的运动锻炼方法。要了解所选运动项目的注意事项及禁忌证，最好在医生的指导带教下进行锻炼，严防有禁忌证的患者进行运动锻炼。

（2）量力而行：运动量太小，则达不到预期的目的；运动量太大，又易引起身体不适，发生不良反应。所以慢性胃炎患者要根据自己的情况，选择适度的运动量，量力而行的进行锻炼。要掌握循序渐进原则，开始时运动强度不宜过大，持续时间不要过长，随着运动能力的增强逐渐增加运动量。在锻炼时要认真、努力，注意把动作做到位，以不疲劳、练后轻松舒适、稍微出汗为宜。

（3）持之以恒：运动锻炼贵在坚持，决不可半途而废，应该每天进行，长期坚持，并达到一定的强度，这样才能有良好的锻炼效果。希望短期内就有明显效果，或是三天打鱼、两天晒网，都不会达到应有的效果。

（4）配合应用：运动锻炼并非万能，它显效较慢，作用较弱，有一定的局限性，比较适宜于症状轻微的慢性胃炎患者康复选用。运动锻炼宜在药物治疗、饮食调理、情志调节以及起居调摄的基础上进行，以发挥综合治疗的效能，切不可一味地采用运动锻炼调治慢性胃炎而忽视了其他治疗调养方法，以免耽误病情。

23 慢性胃炎患者如何运用散步锻炼进行调养？

咨询： 我患有慢性胃炎，正在服药治疗。我知道运动锻炼是最常用的强身祛病手段，也明白散步是一项简单有效、不受环境条件限制的运动锻炼方式，但还不清楚散步的要领和慢性胃炎患者散步的注意事项，我要问的是：慢性胃炎患者如何运用散步锻炼进行调养？

解答： 散步的好处是显而易见的，散步锻炼也能调养慢性胃炎。您患有慢性胃炎，可以根据自己的情况坚持进行散步锻炼。

散步是指闲散、从容地行走。俗话说："饭后百步走，能活九十九。""饭后三百步，不用上药铺。""每天遛个早，保健又防老。"唐代著名医家孙思邈也精辟地指出："食毕当行步，令人能饮食、灭百病。"可见散步是养生保健的重要手段。散步是一项简单而有效的锻炼方式，也是一种不受环境、条件限制，人人可行的保健运动。大量实践表明，散步也是调治慢性胃炎，促使慢性胃炎顺利康复的有效方法。

通过散步，可以畅达气机，疏通经络气血，益脾和胃，宁心安神，同时散步时宜人的环境还能使人愉悦，调畅情志，使人保持心情舒畅。患慢性胃炎时，胃的蠕动功能减弱，食后容易出现脘腹胀满及消化不良，通过适当的散步，可改善微循环，加强胃肠道的蠕动和消化腺的分泌，帮助消化，减轻胃脘部胀满不适等症状。

慢性胃炎患者散步时要注意时间的选择，一般不宜饭后立即散步，因为进食后全身大量的血液集中于胃肠以利于消化，此时若散步或进行其他体力活动，则影响胃肠血液供应，对消化不利。若进食后立即散步，则有可能加重消化不良症状，对慢性胃炎的治疗和康复反而无益。因此，合理的安排是进食后应静坐半小时，然后进行缓慢的散步活动。

散步前应使身体自然放松，适当活动肢体，调匀呼吸，然后再从容展步。散步时背要直，肩要平，精神饱满，抬头挺胸，目视前方，步履轻松，犹如闲庭信步，随着步子的节奏，两臂自然而有规律地摆动。散步宜缓不宜急，要根据个人的体力等情况决定速度的快慢和时间的长短，宜顺其自然，而不宜强求。通常每次散步 10~30 分钟，每日散步 1~2 次。散步的场地一般应选择在公园之中、林荫道上或乡间小路等空气清新之处，不要到车多、人多或阴冷、偏僻之地去散步。同时散步时还应注意衣服要宽松舒适，鞋要轻便，以软底鞋为好，不宜穿高跟鞋、皮鞋等。

24 慢性胃炎患者怎样用呼吸锻炼法调理脾胃功能?

咨询：我今年38岁，近段时间总感觉上腹部胀满、隐痛、反酸，经检查诊断为慢性胃炎，正在服药治疗。听说呼吸锻炼法能调理脾胃功能，有助于慢性胃炎的治疗康复，我准备配合锻炼一段时间，麻烦您给我讲一讲：**慢性胃炎患者怎样用呼吸锻炼法调理脾胃功能?**

解答：呼吸锻炼法是指随着呼吸的加强与加深，膈肌的上下运动，腹壁有规律地起伏与收缩，能对腹腔中的胃肠系统起按摩作用，促进胃肠运动，改善血液循环，达到健运脾胃及防治脾胃病的目的。

通过呼吸锻炼，可改善慢性胃炎患者的脾胃功能，促使患者顺利康复，乃慢性胃炎患者进行自我调养的好办法。常用的呼吸锻炼法有自然呼吸、腹式呼吸、提肛呼吸、“吁”字呼吸、意念呼吸，下面是具体锻炼方法。

（1）自然呼吸

方法：取卧、坐、站位均可，身体自然放松，双目及口微闭，两手自然下垂或放于双膝上，舌尖上翘轻抵上腭，入静调息，自然呼吸，口中津液满时，徐徐分 3 次咽下，不可吐出。初学者难于入静时，可反复念字句暗示，如念“静”“安静”等，亦可配合意守某部位或物体的办法。总之，以能入静为目的。每日练习 2~3 次，每次练习 10~30 分钟。

作用：具有健脾益胃的功效，练之日久，脾胃强健，身体安康。

（2）腹式呼吸

方法：取卧、坐、站位均可，身体自然放松，双目及口微闭，舌尖上翘轻抵上腭，入静调息。先以鼻吸气至饱满，令腹膨起，闭气一会儿，再徐徐由口将气呼出，然后如上法进行下一次呼吸。呼吸过程中勿令出声，吸气的速度也不宜过快，口中津液满时分 3 次顺着吸气将其咽下。每日练习 2~3 次，每次练习 10~30 分钟。

作用：具有调补脾胃，疏通肠腑，增进食欲，促进运化的作用。适用于脾胃虚弱，胃肠气滞，消化不良、腑气不通诸病证。

（3）提肛呼吸

方法：取坐位或卧位，体力较好者亦可取站位，身体自然放松，双目及口微闭，舌尖上翘轻抵上腭，入静调息，用鼻呼吸。先吸气后呼气，吸气稍比正常略多，但勿令腹满，吸气时肛门内收，同时收腹，收肛时用意念引导，呼气时肛门及腹部慢慢放松。每日练习 2~3 次，每次练习 10~30 分钟。

作用：具有健脾益气，升举中气的作用。适用于脾气下陷，便溏久泻及脱肛的患者，慢性胃炎患者出现脾虚气陷症状者可练习此法。

（4）“吁”字呼吸

方法：取舒适体位，两手搓热后叠放于腹部，意守丹田，并以丹田为中心，按顺时针方向旋转按摩腹部，圈由小而大，但勿超出腹部，力度要适中，不可过重，转速也不宜过快，一般要求一呼一吸转 1 圈。以鼻吸气而以口呼气，呼气时发出轻声“吁”字音，但声音不宜过大，以意传音为准。每日练习 2~3 次，每次练习 10~30 分钟。

作用：具有健运脾胃，增进食欲，消除腹胀的功效。适用于脾胃虚弱，食欲不振、腹胀不适的患者。

（5）意念呼吸

方法：意念呼吸是配合自然呼吸、腹式呼吸、“吁”字呼吸等进行的。意守的部位很多，依据不同呼吸法及不同作用，意守部位也不一样。在调理脾胃的呼吸锻炼法中，意守常有脐中、丹田、足三里，但其各自的作用也不一样。

作用：脐中是元气之根，居人体上下左右正中之部位，有利于调节人体上下之平衡。脾胃居中焦而为气机升降之枢，亦有上下调节之意。故与脾胃有关的气机逆乱诸病证可意守脐中。

丹田在脐下 1.5 寸（同身寸），意守此处可集中思想，排除杂念，达到入静的目的，故丹田为练呼吸意守的基本部位，主要为入静而意守。另外意守丹田亦可起调补脾胃的作用。

足三里在髌韧带外侧凹陷下 3 寸，距胫骨前嵴约 1 横指处。脾胃虚弱，纳运失常，脘腹胀痛的患者可意守此处。

25 怎样用健胃锻炼法调养慢性胃炎?

咨询: 我患有慢性胃炎，正在服药治疗。听朋友说他前几年患慢性胃炎，在管着嘴的同时，坚持练习健胃锻炼法，从而调养好身体，我也准备练习一段时间，但不清楚练习方法，我想知道：怎样用健胃锻炼法调养慢性胃炎?

解答: 健胃锻炼法是针对脾胃疾病而设计的保健锻炼法，也是调养慢性胃炎行之有效的方法，坚持练习有助于慢性胃炎的治疗和康复。您患有慢性胃炎，在服药治疗的同时可以配合练习一段时间健胃锻炼法。

练习健胃锻炼法宜于空腹时进行，通常在早晨、午睡后或晚间睡前进行锻炼。若在早晨或午睡后进行，其动作顺序如下面所述；若在晚间睡前进行，其动作次序则应相反（即先做床前运动，再做床上动作），这样可起到催眠作用，有利于睡眠。应当注意的是，在练习健胃锻炼法时，动作要有节律、柔和缓慢（除旋腰动作），每个动作的次数应因人而异，循序渐进地增加。通常每日练习1~2次，每次练习20~30分钟。

（1）腹式呼吸

预备姿势：平卧床上，双手掌压在腹部。

动作：双手掌徐徐下按，并向膈肌方向推按，同时伴随着用嘴呈吹口哨样呼气，呼气至尽（此时腹部凹陷），双手再缓缓从腹部向上提，并伴随用鼻深吸气（此时腹部隆起），复原到预备姿势。此为1次，共做20次。

目的：改善膈肌的活动，以增加腹压，起着内按摩作用。

要求：切记呼气时膈肌上升（腹部下陷）；吸气时膈肌下降（腹部隆起）。

（2）腹部按摩

预备姿势：仰卧在床上，腹部放松，两手相叠在下腹部。

动作：双手顺时针从右下腹部向上推至右上腹，再横过上腹部，转至左下腹，然后推至原处。此为1次，共做20次。

目的：加强胃肠蠕动和增加肌张力，改善局部血液循环和消化功能。

要求：用力适当，作深而慢的推按，若在推按期间出现肠鸣或排气，效果更好。

（3）腹部点按

预备姿势：仰卧在床上，腹部放松，两手相叠在下腹部。

动作：用一手的中指指端从右下腹（回盲部），沿着第二节动作的方向缓缓用力向下点按，然后慢慢抬起（即一按一松），如此而行。点按1圈为1次，共做10~20次。

目的：加强胃肠蠕动和增加其肌张力，改善局部血液循环和消化功能。

要求：用力要恰当，由浅至深，达到不能再按的深度。

（4）举腿运动

预备姿势：取仰卧位，呼吸自如。

动作：两腿同时举起90度，然后慢慢放下，共做20次。

目的：重点锻炼腹肌，改善腹内压力，提高胃肠肌力。

要求：动作要缓慢，用力要恰当。

（5）仰卧起坐

预备姿势：取仰卧位，呼吸自如。

动作：双手伸直过头或交叉置于枕后（姿势也可不限），然后坐起，上体前倾，两手摸脚尖。此为 1 次，共做 10~20 次。

目的：使腹肌、背肌得到充分锻炼，提高其肌力和肠壁平滑肌的肌张力。

要求：起坐以折腹为主，尽量不借用上肢力量。

（6）叩足三里

预备姿势：坐在床前或椅子上，准确取足三里穴。

动作：上体前屈，两手握拳，以拳头叩打足三里穴，共叩打 20 次。

目的：刺激本穴位能治疗胃部疾病，增强胃肠张力及其蠕动。

要求：取穴准确，用力均匀，以叩打至局部酸胀为度。

（7）拍打脊椎

预备姿势：取坐位，用双手手掌从上而下沿双侧腰旁按擦 20 次。

动作：双手握空拳，沿脊柱中线自下胸段逐渐向尾骶部方向拍打，最后在尾部用较大力拍打 3 下，左右手各做 10 次，拍打用力轻重因人而异。

目的：脊椎两侧是足太阳膀胱经循行的路线，揉按起到调节脏腑功能的作用；而拍打背腰脊椎正中，则为督脉循行之地，督脉为诸阳之海，可统全身阳气，又可络全身的阴气。

要求：用力要恰当，轻重因人而异，以能耐受但无不适感为度。

（8）旋腰

预备姿势：取站位，两脚分开与肩同宽，呈外八字。双手叉腰，上体保持正直，身体微下蹲，两膝不超出脚尖。

动作：两肩与两膝保持不动，以腹部、臀部转动为主，顺时针由左、前、后转 1 圈为 1 次。如此顺时针转 20 次，再逆时针方向转 20 次。

目的：使腰椎、腹肌和腹腔内脏器得到充分的锻炼，疏通气血，扶正固本，增加胃肠的蠕动和提高其张力。

要求：旋转次数应因人而异，次数可逐渐增加，至 100~200 次。

26 怎样用脾脏坐式锻炼法调养脾胃？

咨询：我患有慢性胃炎，正在服药治疗。听说脾脏坐式锻炼法能调养脾胃，有利于慢性胃炎的治疗康复，我想练习一段时间，但不知道练习方法，找了几个书店都没有发现介绍脾脏坐式锻炼法的书籍，上网也没有查到，请您告诉我：怎样用脾脏坐式锻炼法调养脾胃？

解答：脾脏坐式锻炼法的作用在于调养脾胃，采用的是坐式，故名脾脏坐式锻炼法。脾脏坐式锻炼法由导引法、呼气法、修养法三部分组成，锻炼时应注意三者的连贯性。慢性胃炎患者坚持应用脾脏坐式锻炼法进行自我锻炼，可调养脾胃、理气和中、调整胃肠功能，有助于慢性胃炎的康复，下面是具体锻炼方法。

（1）脾脏导引法：着地或着床平坐，两脚向前平伸，自然分开，与肩同宽，两手轻按两侧大腿上，用腹式呼吸，鼻吸口呼，呼吸均匀细长。

正身坐定，两手稍稍上提，同时向两侧移动，手掌平摊，手指朝后，在臀部略偏后处，下按据地，支撑起上身，左腿平伸不动，屈右膝着地，右侧臀部坐在右腿上。手据地跪坐定，上身略往后仰，左腿尽力向前伸，足趾尽力向下屈，连续掣动15次。

承上，两手按压两腿两边地上，按定后，上身尽量上抬，以两手不离地为原则。在上身抬起的同时，慢慢向左侧转动，头亦随之转向左侧，尽量向左肩背后上方拗动，睁目仰视，稍作停顿。

然后，两手按地不动，头及上身慢慢回旋，向右侧转动，头尽量向右肩背后上方拗动，睁目仰视。如此左右互转，回顾虎视，连做15次。

（2）呼气治脾法：呼气法是六字气法之一，六字气法的主体是将6种不同的吐气法与脏腑相配合，有针对性地治疗脏腑疾病，调理机体。六字气法的脏腑配合一般为：肺——呲；心——呵；脾——呼；肝——嘘；肾——吹；三焦——嘻。

呼气治脾法承上脾脏导引法，两手按两侧大腿上不动，头徐徐转向左侧，向左上方仰起，上半身随之向左侧转动，转动的过程中徐徐吸气，待转至左侧，头已仰起，两眼睁开，用力呼气，同时发“呼”字音。

呼毕，头慢慢改向右侧转，向右上方仰起，上半身随之向右侧转。转动的过程中徐徐吸气，待转至右侧，头已仰起，两眼睁开，用力呼气，同时发“呼”字音。然后，再改为向左侧转动，如此反复，连做20遍，共呼40次。脾胃有病，证情属实者，如脾胃湿热、胃腑气滞等，宜大呼30次，接着细呼10次。

（3）修养脾脏法：承上，正坐不动，两手掌掩按两耳，掌心紧贴耳孔，手指置脑后，食指压住中指，稍用力往下滑，弹击脑后部位，使耳内如有击鼓之声，如此连弹12次。

而后，两手轻按两侧大腿上，正身平坐，平定情绪，两目微闭，两唇微合，舌抵上腭，鼻纳口吐，呼气后闭气，上下齿轻轻互叩，连叩36次。

36次叩齿毕，徐徐吸气，连同叩齿过程产生的口中津液用力咽下，意念吸取中宫之气，连同津液深咽至腹部丹田。接着，慢慢呼气，然后闭气，叩齿36次。叩毕，再徐徐吸气，一并咽津，如此反复，连做12遍。

27 如何运用改善胃肠功能操调养慢性胃炎？

咨询：我今年49岁，患有慢性胃炎，正在服药治疗。我知道慢性胃炎不仅要服药治疗，还需要注意饮食调养和运动锻炼，听说练习改善胃肠功能操能调养慢性胃炎，想试一试，但不清楚练习方法，请问：**如何运用改善胃肠功能操调养慢性胃炎？**

解答：改善胃肠功能操具有健脾和胃之功效，可提高胃肠道平滑肌张力和蠕动，增强腹背肌力，减轻胃脘部不适、腹胀、嗳气等症状，增进食欲，坚持练习对慢性胃炎的治疗和康复有促进作用。下面是具体练习方法。

（1）平卧，做腹式呼吸，口呼鼻吸，呼时收腹，吸时鼓腹，腹壁随呼吸而起伏，以助内脏运动。

（2）平卧，手臂向上伸直，然后分别向两侧下方拉开，最后收回。

（3）平卧，屈下肢，使足跟紧靠臀部，然后伸直，左右腿交替进行。

（4）平卧，用两肘关节着床，支撑上身重量，使胸部挺起。

（5）平卧，抬右腿（伸直），尽量使大腿和躯干成直角，再放下换左腿做，左右腿交替进行。

（6）平卧，屈双腿，做蹬自行车的动作。

（7）平卧，两手交叉置于脑后，两腿不动，缓慢坐起。

（8）平卧，屈右腿，使大腿尽量贴近胸部和腹部，再放下，左右腿交替进行。

以上每组动作通常每次做 5~10 遍，每天做 1~2 次，宜长期坚持。

28 慢性胃炎患者怎样练习全身活动健身法?

咨询：我近段时间总感觉上腹部胀满、隐痛，还时不时打嗝、反酸，经检查诊断为慢性胃炎，正在服药治疗。听说坚持练习全身活动健身法能调理脾胃功能，有助于慢性胃炎的治疗和康复，我准备练习一段时间，我要问的是：慢性胃炎患者怎样练习全身活动健身法?

解答：全身活动健身法通过活动肢体，能使全身经络、气血通畅，五脏六腑调和，精力充沛，心情舒畅。长期坚持练习对慢性胃炎、神经衰弱、腰腿痛等多种慢性病的康复及延缓衰老都很有益处。您患有慢性胃炎，可以练习全身活动健身法进行自我调养。

在采用全身活动健身法进行锻炼时，应注意转动眼球时，幅度要大而缓慢、有节律感；双手环绕旋转时，要缓慢、平稳，指节用力伸展；转体时，幅度宜大，速度宜慢；直腿上举时，要尽量抬高，注意力集中在腿部；绕踝时，双手支撑椅面，注意力集中在脚踝部；同时，应注意动作与呼吸协调配合。下面是具体练习方法。

（1）活动头颈部

预备姿势：站立位，双脚分开与肩等宽，双臂自然下垂于体侧。

做法：头部缓缓左转，吸气；头部右转，呼气。如此反复练习 20 次。

（2）活动双眼

预备姿势：端坐位，双手放在膝盖上。

做法：双眼缓缓向上看，吸气；双眼缓缓向下看，呼气。双眼缓缓向左看，吸气；双眼缓缓向右看，呼气。眼球由左向右旋转，吸气；眼球由右向左旋转，呼气。如此反复练习 10 次。

（3）活动手部

预备姿势：站立位，双脚分开与肩等宽，双手放在胸前。

做法：双手在胸前由内向外做直径 30 厘米的小幅度环形绕转 1 周，吸气；双手手指交叉互握，从胸前由内向外作大幅度的环形绕转 1 周，随即手指松开，呼气。大、小绕转交替，反复练习 20 次。

（4）活动腰部

预备姿势：双腿稍屈站立，双手向前平举（掌心向内）。

做法：上体缓缓左转，头部力求保持正直，吸气；上体缓缓右转，头部力求保持正直，呼气。上体向两侧转动时，脚不离地。如上所述，反复练习 20 次。

（5）活动腿部

预备姿势：并腿站立，双手自然下垂于体侧，头正身直，平视前方。

做法：右腿直腿慢慢抬起，放下，自然呼吸；再换左腿直腿慢慢抬起，放下，自然呼吸。如此左右腿交替，反复练习 20 次。

（6）活动脚踝

预备姿势：端坐位，双手自然下垂于体侧。

做法：抬起右脚，由内向外绕环10周，接着再由外向内绕环10周，旋转时脚踝部需尽全力转动；之后换左脚做。如此左右脚交替，反复练习20次。

29 如何运用放松法调养慢性胃炎？

咨询：我今年40岁，近段时间总感觉胃部隐痛、烧心，吃饭也减少了，前几天到医院就诊，经检查诊断为慢性胃炎，正在服药治疗。听说放松法能调养慢性胃炎，想试一试，但不知道具体怎么做，请您给我介绍一下：如何运用放松法调养慢性胃炎？

解答：放松法通过有步骤、有节奏地依次注意身体的各个部位，结合默念“松”字的方法，逐步松弛肌肉关节，把全身调整得自然、轻松、舒适，从而解除思想上、机体上的一些紧张状态。放松法可使整个身体的紧张与松弛趋于平衡，注意力逐步集中，排除杂念，心神安宁，以活跃气血、协调脏腑、疏通经络、增强体质、防病疗疾。

慢性胃炎患者坚持练习放松法，可松弛紧张的情绪，使之保持心情舒畅，减轻或消除慢性胃炎患者胃脘部胀满疼痛不适等症状，也是自我调养慢性胃炎的有效方法之一。放松法分基本法、分段放松、局部放松、整体放松以及倒行放松，下面是具体练习方法。

（1）基本法：即三线放松。将身体分成三条线，即前面、后面、两侧，每条线又分作九个部位，自上而下依次进行放松。

第一条线：头部两侧→颈部两侧→肩部→上臂→肘关节→前臂→腕关节→两手掌→10个手指。

第二条线：面部→颈部→胸部→腹部→两大腿前面→两膝关节前面→两小腿前面→两脚背→10个脚趾。

第三条线：脑后部→颈后→背部→腰部→两大腿后面→两腘窝→两小腿后面→两脚跟→两脚底。

先注意第一条线的头部两侧，默念“松”，同时注意离开这个部位，再默念“松”，依次循环而下。放松完第一条线后，放松第二条线，再放松第三条线，每放松完一条线，在一定部位的止息点轻轻意守一下，时间1~2分钟。第一条线的止息点在中指，第二条线的止息点在拇趾，第三条线的止息点是前脚心。放松完三条线为一个循环，放松完一个循环后，把注意点集中在脐部或自由选定的部位，轻轻意守该处，保持安静状态3~4分钟。一般每次练习做2~3个循环，安静片刻，然后结束。

（2）分段放松：把身体分为若干段，自上而下进行放松。本法适用于对三线放松因部位太多而记忆有困难的老年患者。常用的分段放松方法有以下两种：①头部→两肩两臂和两手→胸部→腹部→两腿→两足。②头部→颈部→两上肢→胸腹背腰→两大腿→两小腿→两足。注意从一段开始，默念“松”字2~3次，再注意下一段，如此放松周而复始，放松2~3个循环。

（3）局部放松：在三线放松的基础上，单独放松身体的某一病变部位或某一紧张点，默念“松”字 20~30 次。本法适宜于三线放松掌握较好，而病变部位利于进行局部放松者。

（4）整体放松：将整个身体作为一个部位，默念放松。本法适用于对掌握三线放松、分段放松有困难的患者。整体放松有以下 3 种方法：①从头至足笼统的似流水般向下默想放松。②就整个身体笼统的默想放松。③依三条放松线，依次流水般向下默想放松，每条线上没有停顿。

（5）倒行放松：把身体分为前后两条线进行倒行放松。本法适用于中医辨证属虚证的失眠患者。倒行放松通常采用的方法：从脚底→脚跟→小腿后面→两腿窝→大腿后面→臀部→腰部→背部→颈后→脑后→头顶。再从脚趾→脚背→小腿前面→两膝前面→大腿前面→腹部→胸部→颈部→面部→头顶。如此倒行放松，可做 2~3 个循环。

放松的姿势大多采用坐位，也可采用靠坐位、卧位，一般不用站立位。注意放松的部位宜大，尤其是临睡前练习，尽量做到有意似无意，呼吸以自然呼吸为主，也可采用腹式呼吸。

（6）注意事项：在练习放松法时，首先要掌握阴阳虚实。一般来说，放属阴，以泻为主，对实证、阳证为宜；而注意部位、止息、意守为阳，以补养为主，对虚证为宜。因此在临床应用时，对病证的阴阳虚实要适当掌握，凡属阳证、实证者，在放松时应放多于守，就是多做三线放松，注意部位、止息、意守脐中的时间可以短一些；凡属虚证，包括阳虚、气血虚、阴阳俱虚者，则反之，宜少放多守；阴阳虚实辨证不明显者，则可以守、放大致相等。

其次要注意掌握操作的要领。不仅要掌握姿势、呼吸，还要注意意守的部位、“松”的方法等。在姿势的选择上，通常初练者可采用仰卧、靠坐位，对虚证患者宜用仰卧式。在呼吸的方式上，通常是自然呼吸，也可以与呼吸结合起来，一般是吸气时注意部位，呼气时默念“松”。在进行放松后，意守的部位可选用脐中，也可以选用其他部位。在“松”的方法上，一般先注意部位，随后注意离开部位，同时默念“松”。此外，还应注意放松的部位宜大，注意时要有意似无意，似想到该处，又似未想到。对初练习者来说，一会儿想到了部位，一会儿又开“小差”了，都是自然现象。

30 慢性胃炎患者怎样练习防止老化体操？

咨询：我近段时间总感觉上腹部胀满不舒服，还时不时隐痛、反酸，经检查彩超、胃镜等，诊断为慢性胃炎。我知道慢性胃炎患者应改变不良的生活习惯，听说练习防止老化体操能调养慢性胃炎，我准备练习一段时间，请问：慢性胃炎患者怎样练习防止老化体操？

解答：防止老化体操要点有三：其一是深呼吸；其二是肌肉和关节的屈伸、转动及叩打肌肉的动作；其三是以正确的姿势进行。每日早晨起床后、晚上睡觉前及工作间歇时，坚持练习防止老化体操，不仅能健体强身、延年益寿，对失眠、便秘、高血压病、肺气肿、冠心病、慢性胃炎、神经衰弱、慢性支气管炎等多种慢性病也有较好的辅助治疗作用。为了促使慢性胃炎顺利康复，慢性胃炎患者宜在医生的指导下练习防止老化体操，下面是练习方法。

（1）深呼吸：双脚跟靠拢自然站立，双手由体前向上举，同时深吸气。然后双手由体侧放下，同时呼气。如此练习 2 次，呼气、吸气缓慢进行。

（2）伸展：双手 10 指交叉向头上高举，掌心向上，双臂伸直，头颈尽量后仰，眼看天空，背部尽量伸展。

（3）高抬腿踏步：左右大腿交替高抬踏步，双臂前后大挥摆。

（4）手腕转动：双手半握拳向内、外转动 4 次，重复练习 2 遍。

（5）手腕摇动：手腕放松，上下摇动，如此练习，时间约 1 分钟。

（6）扩胸：双脚稍开立，双臂由前向上举至与肩平，向两侧屈，同时用力扩胸，然后放松，使身体恢复至原站立时的姿势，重复练习 4 次。

（7）体转：手臂向外伸展，身体向侧转，左右两臂交替，反复进行 4~6 次。

（8）体侧：双脚分开，比肩稍宽，左手叉腰，右手由体侧向上摆动，身体向左侧屈 2 次，左右交替，反复进行 4~6 次。

（9）叩腰：双脚并拢，身体稍前倾，双手轻轻叩打腰部肌肉。

（10）体前后屈伸：双脚开立，体前屈，手心触地面，还原到开始时的姿势，再将双手置于腰处，身体向后屈，头向后仰。

（11）体绕环：双脚开立，从身体前屈的姿势开始，大幅度向左、后、右做绕环动作，接着向相反方向绕环，重复练习2次。

（12）臂挥摆、腿屈伸运动：双臂向前、向上摆，同时起踵（脚后跟），再向下、向后摆，同时屈膝，重复练习4次。

（13）膝屈伸：双手置于膝部，屈膝下蹲，然后再还原到开始时的姿势，重复练习4次。

（14）转肩：双肘微屈，双肩同时由前向后、由后向前各绕4次，重复练习2遍。

（15）上、下耸肩：双臂自然下垂，用力向上耸肩，再放松下垂，如此重复练习数遍。

（16）转头部：双脚开立，叉腰，头部从左向右，再从右向左各绕数次。

（17）叩肩、叩颈：右（左）手半握拳，叩左（右）肩8次，重复2遍。然后手张开，用手掌外侧以同样的方法叩颈部。

（18）上体屈伸：双膝跪地，上体向后屈，同时吸气，然后身体向前屈，将背后缩成圆形，同时呼气，臀坐在脚上。

（19）腿屈伸：坐在地上，双腿伸直，双臂于体后支撑，两腿交替进行屈伸活动。

（20）俯卧放松：取俯卧位，身体放松，如此休息几分钟。

（21）腹式呼吸：取仰卧位，使横膈膜与腹肌同时运动，进行深吸气，然后用手按压腹部进行呼气。

31 慢性胃炎患者怎样练习祛病健身早操？

咨询：王师傅前些年患慢性胃炎，是在控制饮食的同时坚持练习祛病健身早操调养好的。我近段时间上腹部胀满、隐痛，经检查诊断为慢性胃炎，也准备练习祛病健身早操，请您给我讲一讲：慢性胃炎患者怎样练习祛病健身早操？

解答：祛病健身早操分为举臂呼吸、屈膝屈肘、摆动双手、屈膝屈髋、体肘侧屈、直立轻跳和便步行走 7 节。慢性胃炎患者在医生的指导下坚持练习祛病健身早操，能解除精神紧张和身心疲劳，增强机体新陈代谢，调整胃肠功能，改善或消除慢性胃炎患者胃脘部疼痛不适、腹胀、嗳气等诸多自觉症状，有助于慢性胃炎的治疗和康复。下面是具体练习方法。

（1）举臂呼吸

预备姿势：双脚平行站立，距离与肩同宽，双臂自然下垂于体侧，全身放松。

做法：双手侧平举，掌心向下，略抬头吸气；还原成预备姿势，呼气。重复做以上动作 4~6 次。

（2）屈膝屈肘

预备姿势：双脚稍分开站立，双臂自然下垂于体侧，双眼平视前方。

做法：略屈膝下蹲，同时双手经两侧屈肘，手指触肩；还原成预备姿势。重复做以上动作4~6次，呼吸要均匀。

（3）摆动双手

预备姿势：双脚前后自然分立，双臂自然下垂，平视前方。

做法：双手交替前后自然摆动2次，呼吸1次（手前举与肩同高，后摆之后又回到与肩同高的位置，为摆动1次）。先左脚在前，右脚在后，做4~6次；然后右脚在前，左脚在后，重复做4~6次。摆动的节奏要慢。

（4）屈膝屈髋

预备姿势：仰卧或坐姿。

做法：屈膝同时屈髋，呼气；还原成预备姿势，吸气。重复做以上动作4~6次。动作完毕，要静躺或静坐1分钟。

（5）体肘侧屈

预备姿势：双脚自然站立，双腿并拢，双臂自然下垂于体侧，全身放松。

做法：身体右侧屈，右手沿右腿外侧下伸，同时侧屈左肘，左手提至左腋下，呼气；还原成预备姿势，吸气。左侧动作同右侧，但方向相反。重复做以上动作4~6次。注意身体侧屈时腿不要弯曲。

（6）直立轻跳

预备姿势：双脚平行站立，距离稍比肩窄，双手叉腰，平视前方。

做法：原地轻跳，中等节奏，均匀呼吸，跳10~12次。

（7）便步行走

预备姿势：双脚自然站立，双臂自然下垂于体侧，全身放松。

做法：调匀呼吸，从容展步，步履轻松，随着步子的节奏，两臂自然而有规律地摆动，行走3~5分钟。

32 慢性胃炎患者练习太极拳应注意什么？

咨询：我今年47岁，患有慢性胃炎，正在服药治疗。我知道太极拳是我国传统的体育运动项目，也清楚太极拳是一种动静结合、刚柔相济的防病治病方法，准备跟着电视学习太极拳，通过练习太极拳调养身体，我想了解一下：慢性胃炎患者练习太极拳应注意什么？

解答：太极拳是我国传统的体育运动项目，它“以意领气，以气运身”，用意念指挥身体的活动，是健身运动中运用最广泛的一种方法，也是“幼年练到白头翁”的养生锻炼手段。

太极拳强调放松全身肌肉，心静、用意、身正、收敛、匀速，将意、气、形结合成一体，使人体的精神、气血、脏腑、筋骨均得到濡养和锻炼。太极拳能疏通经络、调节气血运行，具有祛病强身的功能，对高脂血症、肥胖症、高血压、神经衰弱、冠心病、慢性支气管炎、慢性胃炎、颈肩腰腿痛、失眠、便秘等多种疾病有一定的辅助治疗作用，是慢性胃炎患者自我调养的运动锻炼方法之一。

太极拳广为流传，而且流派众多，各有特点，架式也有新、老之分。目前最为流行的是陈、杨、吴、武、孙五大流派。陈式以气势腾挪、刚柔相济、发劲有力见长；杨式以舒展大方、匀缓柔和、连绵不绝为特点；吴式的特点是柔软匀和、中架紧凑；武式以内走五脏、气行于里为主；孙式则注重开合有数、精神贯注。另外，国家体委还以杨式太极拳为基础，编成“简化太极拳”（俗称“太极二十四式”），供人们练习使用。

太极拳相关的书籍已有很多，而且太极拳的流传程度也非常广泛，所以具体的练习方法和步骤在这里不再介绍，仅就练习太极拳应注意的 10 项原则说明如下。

（1）站立中正：站立中正，姿势自然，重心放低，以利于肌肉放松，动作稳重而灵活，呼吸自然，可使血液循环通畅。

（2）神舒心定：要始终保持精神安宁，心情平静，排除杂念，使头脑静下来，全神贯注，肌肉要放松。

（3）用意忌力：用意念引导动作，“意到身随”，动作不僵不拘。

（4）气沉丹田：脊背要伸展，胸略内涵而不挺直，做到含胸拔背，吸气时横膈要下降，使气沉于丹田。

（5）运行和缓：动作和缓，但不消极随便，这样能使呼吸深长，心跳缓慢而有力。

（6）举动轻灵：“迈步如猫行，运动如抽丝”，轻灵的动作要在心神安定、用意不用力时才能做到。

（7）内外相合：外动于形，内动于气，神为主帅，身为躯使，内外相合，则能达到意到、形到、气到的效果。意识活动与躯体动作要紧密结合，在“神舒心定”的基础上，尽量使意识、躯体动作与呼吸相融合。

（8）上下相随：太极拳要求根在于脚，发于腿，主宰于腰，形于手指。只有手、足、腰协调一致，浑然一体，方可上下相随，流畅自然。要全神贯注，动作协调，以腰为轴心，做到身法不乱，进退适宜，正所谓“一动无有不动，一静无有不静”。

（9）连绵不断：动作要连贯，没有停顿割裂，要自始至终，一气呵成，使机体的各种生理变化得以步步深入。

（10）呼吸自然：太极拳要求意、气、形的统一与协调。呼吸是十分重要的，呼吸深长则动作轻柔。一般来说，初学时要保持自然呼吸，以后逐步有意识而又不勉强地使呼吸与动作协调配合，达到深、长、匀、静的要求。

33 慢性胃炎患者起居养生的要点有哪些？

咨询：我今年41岁，近段时间总感觉上腹部隐痛不舒服，昨天到医院就诊，经检查诊断为慢性胃炎，正在服药治疗。我知道慢性胃炎患者应注意起居养生，保持规律化的生活起居，但具体怎么做还不太清楚，麻烦您告诉我：慢性胃炎患者起居养生的要点有哪些？

解答：起居养生又称起居调摄，是通过科学合理的生活方式，来达到促进健康、调养疾病目的的一种自我调养方法。生活是丰富多彩的，影响生活质量、有碍于健康的行为也是多种多样的。生活无规律、饮食失调、人际关系紧张、不良的生活习惯等，不仅是导致慢性胃炎发生的重要因素，也直接影响着慢性胃炎的治疗和康复。因此，重视生活起居的调摄，消除日常生活中的不良习惯，不仅是预防慢性胃炎发生的重要一环，也是改善或消除慢性胃炎患者胃脘部胀满不适、疼痛、反酸、嗳气等自觉症状，促进慢性胃炎患者顺利康复的重要手段。

《素问·上古天真论》中说："起居有常，不妄劳作。"良好的生活习惯有助于保持消化系统功能的平衡、协调，有节奏地工作，有利于胃肠正常地蠕动，是保持脾胃良好功能状态的基本条件。慢性胃炎患者应科学地安排每一天的生活，做到生活有规律，起居有常，劳逸有度，并保持良好的睡眠，注意饮食调养，才能有助于慢性胃炎的治疗和康复，防止其复发。

（1）保持规律化生活起居：规律化的生活起居能使脾胃保持良好的功能状态，是慢性胃炎得以顺利康复的必要条件。慢性胃炎患者一定要注意起居调摄，合理安排生活和工作，做到生活有规律。每天按时睡觉、按时起床、按时用餐，养成有节奏、有规律的生活习惯，使生活顺从人体生物钟的节拍，不要因为工作、社交活动、家庭琐事或娱乐破坏正常的作息时间。

（2）坚持适当的运动锻炼：运动锻炼也是起居调摄的一项基本内容，对消除腹胀脘痞、心烦急躁等自觉症状，促使慢性胃炎患者顺利康复大有好处。慢性胃炎患者可根据自己的工作、身体条件，选择适宜于自己的锻炼项目进行锻炼，并长期坚持，三天打鱼，两天晒网是不会取得应有的效果的。

（3）重视日常饮食的调养：慢性胃炎患者的饮食问题是患者及其家属普遍关心的问题，调配好慢性胃炎患者的一日三餐，不仅可保证营养，改善或消除慢性胃炎患者胃脘部疼痛不适、腹胀、嗳气等自觉症状，对促进病情顺利康复、防止病情反复也有重要意义。不良的饮食习惯必须纠正，一定要做到合理饮食，科学进餐。

34 情绪对慢性胃炎患者有什么影响?

咨询： 我平时就容易急躁发脾气，自从前段时间查出患有慢性胃炎，更是整天着急上火，动不动就想发脾气，吃了不少中药、西药，效果都不太好。医生说情绪波动会对病情造成不良影响，劝我改一改，我半信半疑，我要问的是：情绪对慢性胃炎患者有什么影响?

解答： 这里首先向您明确一点，不良的情绪、情绪波动确实会对慢性胃炎的治疗康复造成不良影响。整天着急上火，动不动就发脾气，是不利于慢性胃炎治疗的，您应当改一改了。

情绪是人类在进化过程中产生的，是人体对外界刺激的突然影响或长期影响产生的适应性反应，它与疾病的形成有着密切的关系。不少百岁老人的经验证明，乐观开朗是他们长寿的原因之一，若能经常保持乐观的态度，将对身体健康十分有利。相反，烦恼、忧愁、悲伤、焦虑、恐惧、愤怒、暴躁等都可能成为疾病的诱因，而损害身体健康。情志调节就是采取切实可行的手段，调整患者的心理状态，减轻乃至消除疾病带来的痛苦和心理障碍，改变不利于疾病康复的种种心理因素，使患者消除顾虑，保持健康的心态和良好的情绪，自觉主动地配合其他治疗，最大限度地促进病体的康复。

情绪波动不仅容易诱发慢性胃炎，也不利于慢性胃炎的治疗和康复，良好的情绪对防治慢性胃炎无疑是积极有益的。慢性胃炎与精神情绪有着密切的关系，长期焦虑、忧郁、精神紧张等情志的异常变化，是导致慢性胃炎发生的重要因素。患病之后，不良的情绪又会加重病情，影响疗效，尤其是过度的忧思恼怒、焦虑和紧张，最易损伤脾胃。古人有“思伤脾”之说，忧思过度，能使脾胃气机郁结，脾不运化，胃不受纳，出现胃脘痞满、不思饮食、恶心呕吐等，从而使病情加重；人们也常说“肝气犯胃”，郁怒伤肝，肝气郁滞，失于条达之性，则横逆犯胃，从而引起胃脘部胀满疼痛、呕吐呃逆、嗳气纳差等症状。

现代研究表明，如果人们经常处在兴奋和恼怒的状态下，胃液的分泌量会大为增加，过量的胃液中的胃酸会破坏胃黏膜屏障，甚至引起黏膜损伤性病变。如果人悲伤、忧虑则会减少胃血流量，明显地抑制胃酸的分泌，同时还引起胃运动减弱，出现胃肠功能紊乱，不但易诱发慢性胃炎，还直接影响着慢性胃炎的治疗和康复。所以，慢性胃炎患者应时时注意精神情志的调节，避免或减少忧虑、烦躁、恼怒等不良情绪的影响，尽可能保持健康愉快的心情，自觉主动地配合治疗，使疾病早日康复。

35 慢性胃炎患者如何保持心情舒畅？

咨询：我近段时间总感觉上腹部胀满、隐痛、烧心，经检查属于慢性胃炎中的慢性萎缩性胃炎，医生说这种情况病情较重，容易演变成癌症。现在我思想负担很重，整天闷闷不乐，我想摆脱焦虑、恐惧的情绪，保持心情舒畅，请问：慢性胃炎患者如何保持心情舒畅？

解答：在慢性胃炎中，慢性萎缩性胃炎相对于慢性浅表性胃炎确实病情较重，容易演变成癌症，但并不是所有的慢性萎缩性胃炎都会变成癌症。演变成癌症者毕竟是极少部分，我们要正确对待。

对慢性胃炎尤其是慢性萎缩性胃炎患者来说，正确对待疾病，调整好自己的心态，保持乐观向上的情绪，积极配合治疗，是促使疾病顺利康复的前提和基础。社会生活中处处充满矛盾，人们在各自不同的条件和环境中生活，有的因家庭子女、有的因经济状况、有的因上下级关系、有的因居住条件等等，平时总有些不如意的事。面对种种繁杂而一时又无法解决的烦恼之事，患者应正确对待，增强自己的控制能力，平衡心态，冷静思考，理智处事，不应为了某件事一时未能解决而朝思暮想，日夜烦恼，使病情加重。

要避开烦恼和忧愁，保持心情舒畅，做到情绪稳定，首先应克服性格中易激动、易焦虑的缺点，不断改善自己的性格，做到心胸开阔，凡事不能斤斤计较，要宽厚为怀，以乐观的心态去面对事情；其次应努力创造一个宽松的工作环境及和睦的生活环境，主动与人交往，自觉审视自我，改正缺点，保持优点，培养广泛的兴趣，阅读、看电视、听音乐、从事体育活动，使生活充满乐趣；再者要不断提高自己的心理承受能力，消除过分的喜悦、愤怒、焦虑、悲伤等因素，学会自我控制，做情绪的主人，努力提高自己的思想境界修养，使自己能在突然出现的强烈刺激面前泰然处之，尽可能保持健康愉快的心情。

消除不良情绪，保持良好的情绪的方法多种多样，如漫游在山水之间，登高临下，俯瞰大地，能使人胸襟开阔、豁达；而幽静恬谧的环境使人情绪安稳，心旷神怡。音乐歌舞也有产生感化人的神情的作用，如缓慢轻悠的旋律多具有宁心安神，消除紧张焦躁情绪，镇静催眠的功效；而节奏明快的旋律多具有开畅胸怀，舒解郁闷的作用。其他如赏花、养鱼、垂钓、赏画等等，也是调畅情绪，使人保持心情舒畅的好方法。慢性胃炎患者可根据自己的具体情况适当选择，以愉悦情志，使气血流畅，生机活泼，从而有效地排除消沉、沮丧、悲忧等不良情绪的影响。

36 慢性胃炎患者如何做到依四时调摄？

咨询： 我今年53岁，患慢性胃炎已很长一段时间。我知道慢性胃炎是一种难以根除的慢性病，应注意自我调养，听说不同季节的调养方法也不尽一样，慢性胃炎患者应做到依四时调摄，这我还是第一次听说，请您给我介绍一下：慢性胃炎患者如何做到依四时调摄？

解答： 的确，慢性胃炎是一种难以根除的慢性病，应注意自我调养，不同季节的调养方法也是不尽一样的，应做到依四时调摄。

《素问·宝命全形论》中说："人以天地之气生，四时之法成。"即人与自然界息息相关。人与自然界是一个动态变化的整体，自然界的运动变化影响着人体的生理、病理状态。这就要求人们必须适应自然的变化规律才能健康无害，否则就会引发多种疾病。《素问·四气调神论》中指出："阴阳四时者，万物之终始也，死生之本也，逆之则灾害生，从之则苛疾不起，是谓道也。"慢性胃炎是以脾胃功能失常为主要表现的慢性病，不同季节对脾胃有着不同的影响，因此不同季节的调养方法也不尽一样，必须"和于阴阳，调于四时"，才能体健而脾胃不伤。

春天的自然特性是"生"，春季春暖花开，草木萌发，万物复苏，阳气升发，气温开始转暖，空气由干燥变得湿润，人的皮肤腠理也逐渐舒展。但春天易出现精神倦怠，人之肝气也易于过亢。根据春季的特点和慢性胃炎的病理变化，其调养应注意适应春天的生机，做到恬静少怒，早起缓行，调理气机，适寒温，防感冒，保持心情舒畅，防止情志过急，以免引动肝阳克犯脾胃。

夏季是一年中阳气最旺的季节，气候炎热，热蒸湿动，湿热亢盛，湿热易犯中焦而导致脾胃疾病的发生，故夏季尤应注意脾胃的调养。要注意饮食卫生，防止病从口入，要防胃病复发。慢性胃炎病属湿热者，夏季易于复发，因湿与夏气相应，通于脾胃，在夏天热蒸湿动的影响下，易于复发或加重病情。此类患者入夏之后尤应注意调理脾胃功能，首先要注意防止饮食伤及脾胃，其次是加强解暑祛湿，酌服绿豆汤、凉茶等。对于阳虚的脾胃病患者，入夏后可望缓解，但这些患者入冬易发，宜在夏季阳旺时进行调养，补脾胃阳气之虚。慢性胃炎患者夏季易出现湿热困阻脾胃之变，出现胃脘胀闷、食少纳呆或吐泻等症状，所以慢性胃炎患者尤应注意夏季不宜贪图凉快，久处湿冷之地，以免损伤脾阳而导致湿蕴中焦。

秋季气温由热变凉，但暑湿未尽，寒邪入胃则见腹胀、湿热之邪入于肠则见泄泻，所以秋季早晚不宜衣服单薄以免误中寒邪。秋高气爽，气候干燥，阴津常感不足，慢性胃炎尤其是慢性萎缩性胃炎属阴虚型的患者，更应注意保养阴液，勿令外泄。同时秋季还应为防止慢性胃炎复发做好准备，许多脾胃病常在深秋和冬初复发，而秋季的调理是防止其复发的关键，若调摄得法，则可避免复发或减轻复发的程度。要注意避免脾胃病的致病因素，做到节饮食、适寒温、畅情志等，并可在医生的指导下进行药物调理。

冬季气温由凉变寒，大地冰封雪盖，天寒地冻，人体阳气内收，阴气渐盛，脾胃病易于复发，尤其是脾胃阳虚的患者更易复发，而体弱之人易患脾胃虚寒证。所以在冬季应注意防寒防冻，随天气的变化及时增减衣服，预防感冒的发生。切记勿食生冷之食物，以防寒物损伤胃腑，并可在医生的指导下适当进补，服用适量的温补脾胃之品，以调理脾胃功能，增强体质，提高抗病能力。

37 慢性胃炎患者如何保持良好睡眠？

咨询：我今年51岁，近段时间总感觉上腹部胀满、隐痛、反酸，经检查诊断为慢性胃炎，正在服药治疗。不知为什么这两天又出现了失眠，听说失眠不利于慢性胃炎的治疗和康复，慢性胃炎患者必须保证良好的睡眠，我想知道的是：慢性胃炎患者如何保持良好睡眠？

解答：的确，失眠不利于慢性胃炎的治疗和康复，慢性胃炎患者必须保证良好的睡眠。清代李渔曾说："睡能还精，睡能养气，睡能健脾益胃，睡能坚骨强筋。如其不信，试以无疾之人与有疾之人合而验之。人本无疾，而劳之以夜，使累夕不得安眠，则眼眶渐落，而精气日颓，虽未即病，而病之情形出矣……是睡……乃治百病，救万民，无试不验之神药也。"在这里，古人把睡眠视为人体健康的保证。

良好的睡眠对调治慢性胃炎、消化性溃疡等胃病是有利的，它可消除全身疲劳，使神经、消化、内分泌、呼吸系统的功能都能得到调整，从而使身体的各部分组织保持良好的生理状态，有助于增强免疫功能，提高抗病能力。睡眠不好时大脑处于兴奋状态，导致胃的分泌和运动功能失调，消化能力下降，出现食欲不振、腹胀脘痞等症状，不利于胃病的治疗和康复。所以，慢性胃炎患者必须保证良好的睡眠。

要保证良好的睡眠，必须做到"安卧有方"。首先应避免不必要的熬夜，熬夜多了就会扰乱睡眠规律，日久则发展为失眠。其次要做到睡前准备，睡前不应思虑太多及进行剧烈运动，也不宜饮茶、饮咖啡、饮酒、吸烟、吃巧克力等。晚餐不可吃得过饱或过少，睡前尽量不要加餐，以防"胃不和则卧不安"。再者要注意睡眠的姿势，俯卧而睡是不可取的，这样胸腹部都受到压迫，呼吸不畅，妨碍睡眠。最好是采取右侧屈卧的姿势，《老老恒言·安寝》说得好："卧宜右侧以舒脾之气……卧不欲左胁。"右侧屈卧位符合胃的自然生理位，有助于胃的正常生理活动，对消化有利，值得提倡。另外，居住环境对睡眠也有影响，居住应安静，通风良好，温度、湿度适宜，尤其要避免光源及噪声影响睡眠。

38 慢性胃炎患者如何做到劳逸结合保健康？

咨询：我患有慢性胃炎，知道慢性胃炎是一种难以根除的慢性病，应注意自我调养。就自我调养来讲，不仅要保持规律化的生活起居，重视饮食调养，还应做到劳逸结合，至于如何劳逸结合就不太清楚了，请您给我讲一讲：慢性胃炎患者如何做到劳逸结合保健康？

解答：正常的劳动和体育锻炼有助于气血流通，能增强体质；必要的休息则可以消除疲劳，恢复体力和脑力。过度劳累可耗气伤脾，使机体抗病能力下降；过度安逸则可影响气血的运行，不利于机体正常生理功能的发挥。对慢性胃炎患者来说，过劳、过逸都是不可取的。过劳过逸均能导致脾胃疾病的发生，或加重原有的脾胃疾病，不利于其治疗和康复。对慢性胃炎患者来说，做到劳逸结合是促使疾病顺利康复，保持身体健康的重要方法。

（1）避免过度劳累：过度劳累包括劳力过度、劳神过度和房劳过度三个方面。劳力过度是指长期的过度用力，《素问·举痛论》中说："劳则气耗"；"劳则喘息汗出，外内皆越，故气耗矣"。可见劳力过度则伤气。慢性胃炎患者脾胃常弱，气血本就不足，过劳更易伤气，久之则气少力衰，神疲消瘦。劳神过度是指思虑太过，劳伤心脾，"思则气结""思伤脾"，《万寿丹书·安养篇》

中说："多思则神殆。"思虑过度则劳伤心神，脾气郁结，易出现消化不良之症状，原有慢性胃炎时过思则加重病情。房劳过度是指性生活不节制，房事过度。肾藏精，主封藏，肾精不宜过度耗泄。肾为先天之本，肾精能滋养后天脾胃，若房事过度则耗伤肾精，出现腰膝酸软、眩晕耳鸣、精神萎靡、性功能减退等症状，并加重慢性胃炎患者的病情。为了促使慢性胃炎患者顺利康复，防止病情反复，慢性胃炎患者一定要注意避免过度劳累。

（2）不宜过度安逸：过度劳累不可取，过度安逸也不恰当。过度安逸是指过度安闲，不参加劳动，又不运动。人体每天需要适当的活动，以保持气血流畅和胃肠蠕动。若长期不行动，易使人体气血不畅，脾胃功能减弱，可出现食少乏力、精神不振、肢体软弱等，不但不利于慢性胃炎患者的治疗和康复，还可使慢性胃炎患者病情反复。因此，慢性胃炎患者应劳逸有度，既要适当休息，以保存正气，加速病体的康复，还要注意进行适当的劳动或锻炼，以使气血流畅，脾胃健运，保证慢性胃炎患者在积极治疗的前提下顺利康复。

39 慢性胃炎患者日常生活中应注意什么？

咨询：我患有慢性胃炎，正在服用泮托拉唑钠、胃炎康治疗。我知道疾病是三分治疗，七分调养，慢性胃炎患者除必要的药物治疗外，日常生活中还应重视自我调养，不过我还不清楚应如何进行调养，我要问的是：慢性胃炎患者日常生活中应注意什么？

解答：人们常说疾病三分治疗，七分调养，慢性胃炎更是如此。慢性胃炎患者除了进行必要的针对性治疗外，在日常生活中还应重视自我调养。慢性胃炎的发生与致病因素长期存在和反复损伤胃黏膜密切相关，而日常生活中的饮食不当、起居失宜和情志失调在慢性胃炎致病因素中占有重要的地位，所以说对于慢性胃炎的治疗调养，应注意从平时的生活起居做起。

（1）天天应有好心情：情绪的好坏对慢性胃炎患者的康复有较大的影响，有相当一部分患者情绪好时没有一点症状，而情绪不好时症状明显，因此慢性胃炎患者保持愉快的心情是十分必要的。要注意情志的调养，消除过分的喜悦、愤怒、焦虑、悲伤、恐惧及惊吓等因素，做到天天都有好心情。

（2）保证良好的睡眠：当一个人困倦的时候，特别是患病的时候，需要休息，而休息的主要方式就是睡眠。睡眠是一种保护性抑制，可提高机体的多种功能，是人类休养生息，精神恢复及热能储存的重要方式，保证良好的睡眠是慢性胃炎患者日常生活中应当特别注意的。

（3）饮食要科学合理：饮食调养在慢性胃炎的康复中占有十分重要的地位。日常饮食要科学合理，注意饮食营养的均衡、全面，尤其要克服挑食、偏食、不按时进食等不良饮食习惯，要注意选取具有健脾益胃功能的食物，适当多吃维生素含量丰富及纤维多的新鲜蔬菜及水果，同时还宜根据自己的病情需要选用药膳进行调理。

（4）去除不良的嗜好：吸烟饮酒是不良嗜好，对人体的危害很大，过度的吸烟和饮酒都不利于慢性胃炎的康复，戒除吸烟饮酒也是慢性胃炎患者在日常生活中应当注意的。

40 为什么说最好的医生是你自己？

咨询：我患有慢性胃炎，每次去医院就诊，医生都交代要养成良好的生活习惯，坚持服药，不舒服时及时就诊，医生千万不要自己当，今天又看到钟南山院士曾说“最好的医生是你自己”，这把我给弄糊涂了，麻烦您给我解释一下：为什么说最好的医生是你自己？

解答：其实不舒服时及时就诊，医生千万不要自己当，与“最好的医生是你自己”并不矛盾，只是出发点不同，考虑问题的角度不一样而已。“医生”千万不要自己当，是说作为患者，缺少医学知识，不能不懂装懂，这样很容易耽误病情，引发严重的后果。而“最好的医生是你自己”，是告诉我们应学会关爱自身的健康，平时注意养生，提高身体素质，以预防疾病的发生，如有身体不适，一定要及时检查，把病患扼杀在萌芽期。

钟南山院士曾在一次健康讲座中说过“最好的医生是你自己”，那为什么说最好的医生是你自己呢?

目前人们工作生活压力不断增加，尤其是40岁左右的白领人群，他们的工作压力明显高于其他人群，但他们认为自身正是精力充沛的年龄，于是不顾自己的身体，拼命工作，透支健康。钟南山院士说:“不少人40岁前以命搏钱，40岁后以钱买命，我们在医院常常接触到这种人，体会相当深。”

“生命有限，健康无价，健康是条单行线，只能进不能退，人应该学会关爱自身的健康。”钟南山院士引用了不少调查数据和生活实例进行演说。他说世界卫生组织定义的健康是指全面的健康，即身体健康、心理健康、社会适应性良好和道德高尚，这已被越来越多的人所认同。但有不少人仍然只是关注身体健康而忽略了其他部分，从而形成了亚健康人群。

钟南山院士认为，生活态度和生活方式是决定人的健康程度的主要因素。人体健康有五大基石，分别是合理膳食、适量运动、戒烟限酒、心理平衡、充足睡眠，其中心理平衡最为重要。“养生第一要义就是心理平衡，这是最重要也最难做到的一点。人们往往被忧虑、惧怕、贪求、怯懦、嫉妒和憎恨等不良情绪困扰。”钟南山院士还指出，科学研究显示，情绪低落时人体的抗癌功能会衰退。

“要做到心理平衡，先要有一个明确的生活目标，并执着地追求。调查显示，有明确生活目标的人的长寿概率相对要高。但这个目标不能太苛求，以至于以牺牲自己的健康为代价”“若想身心松，三乐在其中，即知足常乐、自得其乐、助人为乐”。

钟南山院士还讲述了一段亲身经历以告诫听众。2003 年，他工作劳累导致身体透支，第二年还不在意，8 月份检查出有小面积的心肌梗死，他的情绪一度非常低落。但是有一天他的表哥听说后，竟向他庆贺：“第一，你不是在飞机上发病的，诊治及时；第二，这次是小范围的心肌梗死，算是给你个教训，提醒你以后要注意身体。”钟南山院士说，的确是这个道理，“一个人得到的教训是最可贵的”，从此他更在意健康问题了。

“早防早治”也是钟南山院士向大家介绍的一个关键词。钟南山院士说：“要提高警惕，对高脂血症、高血压、脂肪肝、慢性胃炎、糖尿病等常见病做到早发现、早治疗，如有身体不适，一定要及时检查，把病患扼杀在萌芽期，最好的医生是你自己。”